Lena Breubeck

Sterbebegleitung auf der Intensivstation

Lena Breubeck

Sterbebegleitung auf der Intensivstation

Was noch möglich ist

Reihe Realwissenschaften

Imprint
Any brand names and product names mentioned in this book are subject to trademark, brand or patent protection and are trademarks or registered trademarks of their respective holders. The use of brand names, product names, common names, trade names, product descriptions etc. even without a particular marking in this work is in no way to be construed to mean that such names may be regarded as unrestricted in respect of trademark and brand protection legislation and could thus be used by anyone.

Cover image: www.ingimage.com

Publisher:
AV Akademikerverlag
is a trademark of
Dodo Books Indian Ocean Ltd. and OmniScriptum S.R.L publishing group

120 High Road, East Finchley, London, N2 9ED, United Kingdom
Str. Armeneasca 28/1, office 1, Chisinau MD-2012, Republic of Moldova, Europe
Managing Directors: Ieva Konstantinova, Victoria Ursu
info@omniscriptum.com

Printed at: see last page
ISBN: 978-3-639-86677-3

Inhaltsverzeichnis

1. Einleitung

Die menschliche Endlichkeit betrifft jeden, denn: „Nichts in unserem Leben ist so gewiss wie die Tatsache, sterben zu müssen“ (Specht-Tomann 2010, 10).
In meiner mehrjährigen Tätigkeit auf einer Intensivstation wurde ich schon häufig mit Sterben und Tod konfrontiert. Immer wieder gibt es Unsicherheiten im Umgang mit Menschen in der letzten Lebensphase und deren Angehörigen. Einige Male war es eine, für mein Empfinden, gelungene Sterbebegleitung, andere Male eher unzufriedenstellend. Mit dieser Arbeit, die ich im Rahmen der Fachweiterbildung für Anästhesie und Intensivpflege erstelle, möchte ich darauf aufmerksam machen, dass in der Betreuung und Begleitung von Sterbenden sehr viel mehr möglich ist, als es auf den ersten Blick scheint.
Mein Ziel dieser Arbeit ist es, mich mit dem Thema Sterben und Tod auseinander zu setzen und mich sowie Kollegen[1] für die Pflege und Betreuung von Menschen zu sensibilisieren, von denen es heißt: ‚Wir können nichts mehr tun’.
In dem nun folgenden *zweiten Kapitel* widme ich mich dem gesellschaftlichen Umgang mit der Thematik Tod und Sterben. Im *Kapitel drei* gehe ich auf die Physiologie des Sterbens ein und lege dar, wann ein Mensch definitionsgemäß als tot gilt. *Kapitel vier*, welches den Hauptteil meiner Arbeit darstellt, möchte ich der Erörterung der pflegerischen Möglichkeiten in der Begleitung Sterbender widmen. In diesem Rahmen nehme ich Bezug auf im Sterbeprozess häufig auftretende und belastende Symptome wie Schmerzen, Atemnot und Mundtrockenheit. Des Weiteren werde ich auf die Themen Körperpflege und Lagerung eingehen sowie die Aspekte Essen und Trinken beleuchten. Dies alles sind pflegerische Maßnahmen, die zwar bei allen Erkrankten Anwendung finden, bei Sterbenden jedoch mit anderer Zielsetzung als bei Patienten, deren Therapie auf Heilung ausgerichtet ist. Diese Verschiebung von Zielen werde ich anhand der zuvor erwähnten Aspekte detailliert aufzeigen und beleuchten.

[1]Aus lesefluss-taktischen Gründen werde ich in der gesamten Arbeit für die Bezeichnung beider Geschlechter nur die grammatikalisch männliche Form verwenden.

Als letzten pflegerischen Schwerpunkt in diesem Kapitel werde ich Möglichkeiten in der Gestaltung der Umgebung des sterbenden Menschen aufzeigen. Im *fünften Kapitel* stelle ich die verschiedenen Möglichkeiten der Willensbekundung vor, erläutere den Umgang damit und gehe auf Probleme diesbezüglich ein. Im Folgenden werden im *Kapitel sechs* die unterschiedlichen Stufen der Therapiebegrenzung, der Weg der Entscheidung dahin und möglicherweise auftretende Unsicherheiten aufgezeigt. Im *siebten Kapitel* der vorliegenden Arbeit werde ich das Thema Kommunikation beleuchten, da dies ein wichtiger Schwerpunkt ist in der Begleitung sterbender Menschen. Einführend dazu werde ich die Definition und die Grundlagen für ein Gelingen derselben darstellen. Da Angehörige ihrer Trauer auf vielfältige weise Ausdruck verleihen, gilt es von Seiten des Pflegepersonals, mit den Aussagen der Angehörigen, wie zum Beispiel Schuldzuweisungen, sachlich umzugehen. In Bezug darauf werde ich kurz das Kommunikationsmodell des Psychologen Friedmann Schulz von Thun erläutern und abschließend auf die spezielle Kommunikation mit Sterbenden und deren Angehörigen eingehen.
Bei all unserem Tun stehen die Wünsche und das Wohlbefinden des Menschen im Vordergrund. Wir sollten versuchen, den Weg des Sterbens, den der Betroffene gehen muss, für diesen so würdevoll und symptomfrei wie möglich zu gestalten. Dabei geht es um bedürfnisorientierte Pflege, Zuwendung und des Vermeiden des Gefühls der Einsamkeit, „denn nichts ist menschenunwürdiger, als alleine in der technisierten Welt einer Intensivstationzu [sic] sterben“ (Fricke 2008, 12). Und meiner Meinung nach hat jeder das Recht auf ein Sterben unter würdigen Bedingungen.

2. Der gesellschaftliche Umgang mit Sterben und Tod

Bis vor etwa sechzig Jahren fand der Prozess des Sterbens meist in häuslicher Umgebung und unter vertrauten Menschen, den Angehörigen, statt. Es lebten mehrere Generationen in einem Haus, wodurch der Umgang mit dem Thema Sterben und Tod natürlicher und angstfreier war, da der Tod häufiger persönlich miterlebt wurde (vgl. Thönnes 2011, 1). Allerdings war auch das Sterben in häuslichem Umfeld nicht immer von Gemeinsamkeit und Nächstenliebe geprägt. In Zeiten, in denen Menschen häufig an Infektionskrankheiten erkrankten und schließlich daran verstarben, wandten sich die übrigen Familienmitglieder ab und distanzierten sich, um nicht ebenfalls an der Infektion zu sterben (vgl. Kostrzewa 2009, 19).
In der modernen Gesellschaft wurde der Sterbeprozess vermehrt in Institutionen verlagert. Heutzutage verstirbt etwa die Hälfte der Menschen im Krankenhaus. Umfragen zufolge wünschen sich jedoch 80 – 90 Prozent der Menschen, zu Hause zu sterben (vgl. Seeger 2010, 10; Schmucker 2007, 60). Durch veränderte familiäre Bedingungen und die Verlagerung des Sterbens in ein höheres Lebensalter ist es oft nicht möglich, den Angehörigen ein humanes Sterben zu Hause zu ermöglichen. Dazu müssen bestimmt Voraussetzungen gegeben sein. Zum einen Bedarf es belastbarer Angehörige, die in der näheren Umgebung wohnen und ausreichend Zeit für die Betreuung des Sterbenden besitzen. Des weiteren müssen die räumlichen Voraussetzungen gegeben sein, um die Pflege zu Hause zu ermöglichen. Auch eine jederzeit verfügbare ambulante Palliativbetreuung wäre wünschenswert (vgl. Thönnes 2011, 1). Da dies alles nicht immer gegeben ist, werden Menschen häufig noch kurz vor Eintritt der Sterbephase in ein Krankenhaus eingewiesen und auch zum Teil auf die Intensivstation aufgenommen.
Der Begriff ‚institutionalisiertes Sterben', also das Sterben im Krankenhaus oder Pflegeheim ist sehr stark negativ behaftet und wird gleichgesetzt mit Isolation und Einsamkeit. Durch Begriffe wie ‚Apparatemedizin' wird das Krankenhaus und dort insbesondere die Intensivstation als ‚Ort des einsamen Sterbens' bezeichnet (vgl. Kulbe 2010, 3; Thönnes 2011, 1).

Wie Schmucker beschreibt, beträgt die Sterberate in einem allgemeinen Krankenhaus etwa 2,5 Prozent. Auf Intensivstationen sind es, je nach Fachrichtung, ungefähr 1,5 Prozent – 8 Prozent der Patienten (vgl. Schmucker 2007, 60).
Die Frage, die sich hierbei allerdings stellt, ist die, ob Patienten im Sterbeprozess in der häuslichen Umgebung immer besser aufgehoben sind als in einem Krankenhaus. Im Krankenhaus – auch auf der Intensivstation – kann oftmals eine wesentlich bessere Symptomkontrolle erfolgen, was in der Folge zur bestmöglichen Linderung belastender Empfindungen wie Schmerzen und Atemnot, führt (vgl. ebd., 60; Thönnes 2011, 1). Um der von vielen Menschen gefürchteten Einsamkeit entgegenzuwirken, bedarf es Pflegekräfte und Angehörige, die durch vermehrte Zuwendung den Wunsch des Ablebenden, nicht alleine sterben zu müssen, berücksichtigen.
Da Krankenhäuser und insbesondere die Intensivstationen auf kurative Therapie, also Lebensverlängerung und Lebenserhaltung ausgerichtet sind, fällt es schwer, ein Sterben in würdevollem Rahmen zu ermöglichen. Ich bin jedoch der Meinung, dass bereits ein Umdenken stattgefunden hat und das Thema Sterben und Tod nicht völlig aus unserer Gesellschaft verdrängt wird. Dies verdeutlicht folgende Entwicklung: Die Eröffnung der ersten Palliativstation in Deutschland erfolgte bereits 1983, 1986 folgte das erste stationäre Hospiz (vgl. Kulbe 2010, 114). Mittlerweile, so der Deutsche Hospiz- und Palliativ Verband e. V., existieren bereits 179 stationäre Hospize und 231 Palliativstationen in der Bundesrepublik.
Auch unter den Mitarbeitern der Intensivstationen, Pflegepersonal ebenso wie Ärzte, muss ein Umdenken stattfinden, damit der Tod nicht gänzlich und um jeden Preis aus unserem Arbeitsalltag verbannt wird.
Im folgenden Kapitel werde ich mich der Physiologie des Sterbens und der verschiedenen Definitionen des Todes widmen.

3. Wann ist ein Mensch tot?

Die letzte natürliche Phase des Lebens, an deren Ende der Tod steht, wird als ‚Sterben' bezeichnet (vgl. Kulbe 2010, 14). Der Tod wird definiert als das Ende des Lebens mit endgültigem Verlust der wesentlichen Lebensfunktionen (vgl. Pschyrembel 2001, 1665).

Es ist Aufgabe des Arztes, nach durchgeführter Leichenschau, welche unverzüglich und am entkleideten Leichnam vorzunehmen ist, den Tod eines Menschen zu bescheinigen (vgl. Madea 2010, 578). Zur Feststellung des Todes werden sichere sowie unsichere Todeszeichen unterschieden: Als sichere Todeszeichen, die zur Ausstellung des Totenscheins vorhanden sein müssen, gelten Totenflecken, Totenstarre und einsetzender Fäulnisgeruch. Dagegen gehören das Abkühlen, Hautblässe, fehlende Pupillenreaktion und Reflexe, Muskelatonie ebenso wie nicht erkennbare Atmung und Puls zu den unsicheren Todeszeichen (vgl. Schneider 2002, 1577). Es werden im Allgemeinen drei Arten von Tod unterschieden: der klinische Tod, der biologische Tod sowie der Hirntod. Sie werden wie folgt definiert:

3.1. Der klinische Tod

Der klinische Tod beschreibt den völligen Kreislaufstillstand, in dessen Folge die einzelnen Organsysteme ihre Funktion verlieren, der allerdings in einem kurzen Zeitfenster durch Einleitung einer Reanimation reversibel ist (vgl. Kränzle 2010, 19; Kulbe 2010, 14). Durch die Möglichkeiten der modernen Medizin ist es machbar, klinisch tote Menschen wieder ins Leben zurück zu holen. Wiederbelebungsversuche sind jedoch nicht immer erfolgreich.

3.2. Der biologische Tod

Der biologische Tod wird als Untergang der Zell- und Organfunktion definiert (vgl. Kulbe 2010, 14; Kränzle 2010, 19). Dieser ist nicht reversibel und folgt nach erfolgloser Reanimation dem klinischen Tod.

3.3. Der Hirntod

Der Hirntod wird als „irreversibler Ausfall aller Hirnfunktionen“ (Pschyrembel 2001, 701) definiert. Dabei können das Herz-Kreislauf-System und die Atmung durch den Einsatz von Maschinen und Medikamenten künstlich aufrecht erhalten werden, zum Beispiel zur Entnahme von Organen bei Organspendern (vgl. Kulbe 2010, 14; Kränzle 2010, 19). Der Hirntod wird von zwei Ärzten nach Abschluss der Hirntoddiagnostik festgestellt (vgl. Menche 2001, 582) und der Patient nach einer definierten Beobachtungszeit, die je nach Alter des Menschen und Art der Schädigung des Gehirns variiert, für tot erklärt (vgl. Giesen 2005, 390).

Es ist je nach Kultur und Religion unterschiedlich, wann ein Mensch als tot gilt (vgl. Kränzle 2010, 18). Sobald der Hirntod eintritt, ist in unseren westlichen Kulturkreisen der Mensch juristisch und wissenschaftlich betrachtet tot (vgl. ebd., 19). Für viele Menschen ist allerdings der aussetzende Herzschlag oder die fehlende Atmung Zeichen für den sicheren Tod, da dies für Außenstehende deutlich sichtbar ist im Gegensatz zum Funktionsverlust des Gehirns.

Nachdem die verschiedenen Definitionen der Todesformen beschrieben wurden, möchte ich nun auf häufig auftretende Symptome in der Sterbephase eingehen und beleuchten, was von Seiten der Pflegekräfte zu beachten ist, um eine Linderung dieser Symptome zu erreichen und in der Folge das Leiden des Patienten zu mildern. Außerdem möchte ich auf Ziele aufmerksam machen, die in der Sterbebegleitung möglicherweise anders zu setzen sind als in der Pflege Leicht- oder Schwerkranker, deren Ziel die Heilung ist.

4. Pflegerische Schwerpunkte in der Sterbebegleitung

In diesem Kapitel möchte ich auf pflegerische Schwerpunkte in der Begleitung sterbender Menschen eingehen. Hierbei nehme ich Bezug auf häufig auftretende Symptome. Die Pfleg orientiert sich in dieser letzten Phase des Lebens an den Bedürfnissen des jeweiligen Patienten und muss individuell geplant werden, denn jedes Sterben ist unterschiedlich und einzigartig, ebenso wie jedes Leben. Durchgeführte Maßnahmen sollten sich nunmehr auf die Linderung von Leiden und belastender Symptome konzentrieren.

4.1. Schmerz

Oft ist es nicht der Tod an sich, den die Menschen fürchten, sondern ein langes und leidvolles Sterben mit großen Schmerzen (vgl. Kulbe 2010, 56). Schmerzen treten häufig begleitend zum Sterbeprozess auf, jedoch nicht immer (vgl. Heesch 2008, 275). Unsere Aufgabe in der Begleitung Sterbender ist es, diesen Menschen die letzten Tage und Stunden so angenehm wie möglich zu machen und bestenfalls eine Schmerzausschaltung, wenigsten aber eine Schmerzlinderung zu erreichen (vgl. Kulbe 2010, 57). Denn wie Steffen-Bürgi beschreibt, ist „die Symptomkotrolle, vor allem bei Schmerzen [...] Voraussetzung für ‚gutes Sterben'" (Steffen-Bürgi 2009, 375).

Die Wahrnehmung von Schmerzen und der Umgang damit ist von Mensch zu Mensch sehr unterschiedlich. Es gibt Patienten, die ihre Schmerzen äußern und Schmerzmittel verlangen, andere leiden still und ziehen sich zurück (vgl. Kulbe 2010, 58). Kann der Patient sich äußern, ist durch häufiges Nachfragen die Intensität des Schmerzes in Erfahrung zu bringen und die Frage zu klären, ob die verabreichten Medikamente Linderung verschaffen. Schmerzen sind ein subjektives Empfinden und nicht messbar (vgl. ebd., 60; Simon 2011, 28). Der sterbende Intensivpatient ist jedoch meistens nicht in der Lage, sich adäquat verbal mitzuteilen, weshalb die Selbsteinschätzung oft nicht möglich ist (vgl. Clemens 2006, 61). Die Pflegekraft hat dann die Aufgabe, durch gute Krankenbeobachtung und Deutung von Signalen die Schmerzen des Patienten zu erkennen (vgl. Bausewein 2005, 425). Typische Schmerzzeichen können eine Schonhaltung, ein schmerzverzerrtes Gesicht, tränende Augen oder eine schnelle Atmung sein. Aber auch Unruhe, aggressives Verhalten, Stöhnen und die Ablehnung pflegerischer Tätigkeiten wie das Umlagern können ebenso wie Teilnahmslosigkeit, Rückzug und Desinteresse Anzeichen für ein Schmerzerleben sein. Da die genannten Verhaltensweisen nicht zwingend Schmerzen signalisieren, sondern auch andere Ursachen haben können, besteht die Gefahr, dass Schmerzen nicht erkannt, oder als zu gering eingeschätzt werden. Angehörige können in dieser Situation hilfreich sein, da sie den Patienten kennen und das Verhalten besser einschätzen können (vgl. Kulbe 2010, 60).

Morphin zur Analgesie hat sich vielfach bewährt und ist ein unverzichtbares Medikament zur Behandlung von starken Schmerzen (vgl. Zens 2011, 642). Je nach Dosierung kann auch der sedierende Effekt bei Unruhe und Angstzuständen nützlich sein. Bei der Gabe von Opiaten sollte die suffiziente Analgesie im Vordergrund stehen, aber dem Sterbenden nach Möglichkeit seine noch vorhandenen Kommunikationsmöglichkeiten nicht vollständig genommen werden (vgl. Heesch 2008, 275; Kostrzewa 2009, 75). Die Verabreichung von Morphin im Sterbeprozess erfolgt auf der Intensivstation in der Regel intravenös als kontinuierliche Gabe.

Bei zu erwartender Schmerzverstärkung, etwa beim Lagerungswechsel, der Körperpflege oder beim Absaugen, können präventive Schmerzmittelgaben hilfreich sein, um Schmerzspitzen zu vermeiden (vgl. Schmid 2010, 265). Auch sollte die Applikation immer verbal mitgeteilt werden, mit dem Hinweis, dass bald Besserung eintreten wird. Die möglichen Nebenwirkungen von starken Opiaten wie Schläfrigkeit, Mundtrockenheit und Obstipation sind nicht unerheblich, werden aber in Kauf genommen und durch gezielte Pflege vermindert (vgl. ebd., 267).

Über die Angst, dass der Einsatz von Morphin den Sterbeprozess beschleunigt und somit als indirekte Sterbehilfe angesehen werden könnte, steht in den Grundsätzen der Bundesärztekammer zur ärztlichen Sterbebegleitung folgendes: „Bei Sterbenden kann die Linderung des Leidens so im Vordergrund stehen, dass eine möglicherweise dadurch bedingte unvermeidbare Lebensverkürzung hingenommen werden darf" (Hoppe 2011, A347). Des weiteren schreibt Zens dazu: „Im Vordergrund stehen Schmerzbehandlung und Sedierung, bei denen das Risiko in Kauf genommen wird, dass als eine möglich Nebenwirkung der Eintritt des Todes beschleunigt wird, etwa weil das verabreichte schmerzlindernde Medikament eine Atemdepression auslösen kann" (Zens 2011, A641).

Neben der medikamentösen Schmerzmittelgabe gilt es, auch alternative Möglichkeiten in Betracht zu ziehen. Möglicherweise kann schon ein Umlagern oder die veränderte Positionierung der Lagerungshilfen entlastend wirken. Auch Wärme- oder Kälteanwendungen mit Wärmflaschen, Kühlelementen oder Auflagen sind hilfreiche Maßnahmen zur Schmerzlinderung (vgl. Schmid 2010, 262).

Ebenso kann der Einsatz der transkutanen Nervenstimulation in Betracht gezogen werden.

Die nichtmedikamentöse Schmerztherapie kann unterstützend zur medikamentösen eingesetzt werden. Sie trägt zur Muskelentspannung bei, setzt körpereigene schmerzlindernde Substanzen frei und kann die emotionale Belastung des Patienten reduzieren. Dadurch kann möglicherweise Schmerzmittel eingespart werden (vgl. Weber 2010, 183).

Vermehrte Zuwendung und einfaches Dasein können sich positiv auf das Schmerzerleben auswirken. Da hierzu im alltäglichen betrieb der Intensivstation nicht immer ausreichend Zeit zur Verfügung steht, ist die Integration der Angehörigen gefragt. Eine Massage, das Vorlesen aus einem Buch oder das Halten der Hand des Patienten kann einen lindernden Effekt haben (vgl. Schmid 2010, 262 f).

Als weiteres oft bei Sterbenden anzutreffendes Symptom möchte ich im folgenden Abschnitt die Atemnot und Maßnahmen zur Linderung derselben vorstellen.

4.2. Atemnot

Bei etwa 80 Prozent aller sterbenden Menschen tritt in den letzten vierundzwanzig Stunden ihres Lebens Atemnot auf (vgl. Schmid 2010, 275; Deutsch 2006, 241).

Atemnot ist ebenso wie Schmerz ein subjektives Empfinden, und nur der Patient kann das Ausmaß beurteilen (vgl. Clemens 2006, 62; Schmid 2010, 275). Das heißt, Atemnot ist, was der Patient als Atemnot verspürt, auch wenn Blutgasanalysen und peripher gemessene Sauerstoffsättigung ausreichende Werte vermitteln.
Mögliche Ursachen für das Auftreten von Atemnot sind zahlreich. Pulmonal bedingt durch Lungentumore oder Pneumonie, kardial ursächlich bei Herzinsuffizienz, abdominelle Raumforderungen wie Aszites oder Peritonealkarzinose, mechanische Behinderungen des Atemweges durch Sekret, aber auch Angst und Schmerzen können Gründe sein, um nur einige zu nennen. Auch iatrogene Ursachen, zum Beispiel Überwässerung mit folgendem Lungenödem durch eine zu hohe Flüssigkeitszufuhr, sind möglich (vgl. Schmid 2010, 275).
Patienten erleben die Atemnot häufig mit lebensbedrohlicher Angst, Unruhe und Panik zu ersticken. Für den Patienten besteht die Gefahr, nicht aus eigener Kraft aus dem Teufelskreis von Angst und Atemnot ausbrechen zu können. Durch Atemnot entsteht Angst, welche wiederum das Anwachsen der Atemnot begünstigt (vgl. Kulbe 2010, 24; Schmid 2010, 275). Unsere Aufgabe besteht in dieser Situation darin, dem Sterbenden durch Abnahme der Atemarbeit Erleichterung zu verschaffen, oder zumindest die Wahrnehmung und den Umgang mit diesem Symptom zu verbessern (vgl. Clemens 2006, 62). Allgemeinmaßnahmen wie Ruhe und Sicherheit vermitteln, den Patienten nicht alleine lassen und beruhigen sowie die Oberkörperhochlagerung sind obligat. Stressfaktoren wie Ängste oder Schmerzen sind auszuschalten. Zum Schaffen einer ruhigen Umgebung kann es von Nöten sein, aufgeregte Angehörige zu bitten, das Zimmer zu verlassen (vgl. Kränzle 2010, 24; Schmid 2010, 275).
Einreibungen, speziell die atemstimulierende Einreibung aus dem Konzept der Basalen Stimulation, bei der sich der Atemrhythmus zwischen Patient und Pflegekraft angleicht, können die Atmung des Patienten positiv beeinflussen (vgl. Nydal 2008, 168).
Obwohl die meisten Intensivpatienten bereits Sauerstoff über Nasenbrille oder Maske erhalten, möchte ich dennoch erwähnen, dass auch Sterbenden diese Therapie nicht vorenthalten wird, wenn sie davon profitieren. Da allerdings die Atemnot meist durch

die erhöhte Atemarbeit und eine Erhöhung des arteriellen Kohlendioxidpartialdruck im Blut entsteht und Sauerstoffmangel eher selten Ursache ist (vgl. Nauck 2001, 366; Clemens 2006, 63), hat die Substitution von Sauerstoff häufig nur einen Placeboeffekt, kann allerdings subjektiv Erleichterung verschaffen.
Ist die Atemnot durch die genannten Maßnahmen nicht zu mindern, ist auch in diesem Fall Morphin Medikament der Wahl, da nur für diese Medikamentengruppe eine ausreichende Evidenz vorliegt zur Linderung von Atemnot (vgl. Simon 2011, 34). Laut einer durchgeführten Studie führt die Sauerstoffgabe zu keinem positiven Empfinden, während die Verabreichung eines Opioides eine subjektive und objektive Besserung der Atemnot zur Folge hat (vgl. Grafinger 2008, 22). Die Indikation für Morphin erklären folgende Wirkungen:

1. Die Toleranz gegenüber erhöhten Kohlendioxidwerten im arteriellen Blut wird gesteigert, wodurch Angst und Agitation und somit auch die Atemarbeit vermindert werden.
2. Die Atemfrequenz wird gesenkt und zugleich das Atemzugvolumen erhöht und somit die Atmung ökonomisiert.
3. Am limbischen System kommt es zur Dämpfung emotionaler Reaktionen wie Unruhe und Angst, was wiederum eine Reduzierung der Atemarbeit zur Folge hat (vgl. Nauck 2001, 367; Clemens 2006, 63).

Die Gabe von Morphin beginnt niedrig dosiert und dann titriert bis zur Besserung der Atemnot (vgl. Bausewein 2005, 424). Bei Patienten, die bereits zur Schmerzlinderung Morphin erhalten, ist eine Bolusgabe oder die Steigerung der bisherigen Dosis um bis zu 50 Prozent angezeigt (vgl. Deutsch 2006, 243; Schmid 2010, 275). Je nach Ursache der Atemnot können auch andere Medikamente Anwendung finden. Häufig wird Morphin in Kombination mit Benzodiazepinen wie Midazolam oder Lorazepam verabreicht, die eine angstlösende Wirkung besitzen (vgl. Binsack 2001, 372; Clemens 2006, 63). Bronchodilatatoren können bei obstruktiven Ventilationsstörungen und Diuretika bei bestehendem Lungenödem helfen, die Atemnot zu vermindern (vgl. Deutsch 2006, 243).

Ein verändertes Atemmuster ist charakteristisch für den Sterbeprozess. Die Cheyne-Stokes-Atmung, gekennzeichnet durch An- und Abschwellen der Atmung mit kurzen Pausen, geht häufig der Schnappatmung voraus, bei der es nur noch zu einzelnen schnappenden Atemzügen mit langen Pausen kommt. Die Schnappatmung ist vor allem kurz vor dem Tod zu beobachten (vgl. Menche 2001, 147).
In den letzten Stunden bis Tagen kann es zu einer vermehrten Sekretproduktion der Bronchialdrüsen kommen. Da der Husten- und Schluckreflex durch zunehmende Schwäche und Bewusstseinstrübung nach und nach verloren geht, kann der Sterbende das sich ansammelnde Sekret nicht mehr wie gewohnt abhusten oder schlucken. Somit sammelt sich der Schleim in den großen Luftwegen und wird bei jeder Ein- und Ausatmung auf und ab bewegt, wodurch das atemsynchrone rasselnde Geräusch entsteht (vgl. Knipping 2006, 1105).
Besonders für Angehörige, aber auch für Pflegende und Nachbarpatienten ist dieses geräuschvolle Atmen sehr belastend. Verständliche Informationen über den Grund der Atemgeräusche und die Anwendung der möglichen Maßnahmen zur Minderung dieser schaffen meist Erleichterung. Da die Familie oft Angst hat, der ihnen nahestehende Mensch könnte qualvoll ersticken, kann erwähnt werden, dass die Sekretbewegungen den bis dahin meist schon somnolenten Patienten vermutlich nicht besonders belastet (vgl. Clemens 2006, 63; Knipping 2006, 1106). Das Abfließen des störenden Schleimes kann durch eine 30° Seitenlagerung begünstigt werden. Medikamentös hilft die Gabe eines Anticholinergika, wie beispielsweise Buscopan, die Sekretproduktion zu reduzieren. Dabei ist der frühe Beginn der Gabe, nämlich schon bei den ersten dezenten Rasselgeräuschen, von entscheidender Bedeutung für die Entfaltung der Wirkung. Das Medikament kann die Schleimbildung zwar vermindern, nicht aber bereits vorhandenen Schleim entfernen (vgl. Knipping 2006, 1106; Nauck 2001, 367). Bei rechtzeitigem Einsatz ist die Therapie bei etwa der Hälfte der Patienten erfolgreich (vgl. Bausewein 2005, 424).
In der Regel ist das Absaugen nicht indiziert, da dadurch die Produktion von bronchialem Schleim angeregt wird und sich durch den fehlenden Schluckreflex immer wieder neues Sekret ansammelt. Es ist zu hinterfragen, für wen abgesaugt

werden soll. In der Sterbephase eines Menschen sollte diese Maßnahme sehr bedacht und nur bei unbedingter Notwendigkeit eingesetzt werden, da es belastend, zum Teil auch schmerzhaft ist und somit mehr Leiden als Nutzen für den Patienten bringen kann (vgl. Nauck 2001, 367; Knipping 2006, 1107).
Bei beatmeten Patienten, bei denen erkannt und akzeptiert wurde, dass der Tod nicht mehr aufzuhalten ist, stellt sich häufig die Frage, ob dieser Patient extubiert werden soll. Diese Frage ist wie die meisten im Hinblick auf den Patienten individuell und der jeweiligen Situation entsprechend zu entscheiden. Ist eine gültige Patientenverfügung vorhanden, die auf die aktuelle Lage zutrifft, ist diese zu berücksichtigen und entsprechend zu handeln. Natürlich sollte auch bei Sterbenden die Entwöhnung vom Beatmungsgerät angestrebt werden. Dabei ist, durch optimale Überwachung, Krankenbeobachtung und Anwesenheit des Pflegepersonals, dem Patienten emotionale Sicherheit zu geben (vgl. Luley 2001, 55). Allerdings bestehen auf Seiten des Pflegepersonals ebenso wie bei den behandelnden Ärzten Ängste vor juristischen Sanktionen. Schönhofer schreibt dazu: „Unter juristischer Betrachtung ist die Beendigung der Beatmung im Sinne des ‚Therapieabbruchs' keine aktive Sterbehilfe [...], sondern passive Sterbehilfe und damit entsprechend unserer Rechtssprechung legal. Der Abbruch der Beatmung ist hierbei die Beendigung einer durch ärztlicher Tätigkeit begonnenen medizinischen Maßnahme und daher gesetzeskonform" (Schönhofer 2006, 411). Vor der Extubation sollte klar besprochen werden, was an der laufenden Therapie reduziert und was fortgeführt wird, zum Beispiel die Sedierung. Bei Rücknahme oder Beendigung der Beatmung ist sicherzustellen, dass der Patient keine Angst und vor allem keine Atemnot erlebt. Diesen Symptomen sollte durch entsprechende Maßnahmen vorgebeugt werden. Außerdem ist es wichtig, die Angehörigen auf mögliche Veränderungen vorzubereiten, wie etwa ein verändertes Atemmuster (vgl. Valentin 2010, 32).
Wie bereite erwähnt, ist der Einsatz von Opiaten in der Sterbephase oft zur Symptomkontrolle angezeigt. Eine möglich Nebenwirkung dieses Medikamentes ist die Mundtrockenheit, auf die ich im nächsten Abschnitt eingehen werde.

4.3. Mundpflege

Sehr häufig leiden todkranke Menschen in der letzten Lebensphase unter extremer Mundtrockenheit. Dies wird als sehr unangenehm empfunden und kann die noch verbleibende, meist schon geringe Lebensqualität weiter einschränken. Als häufige Ursache ist die Nebenwirkung verabreichter Medikamente zum Beispiel Opioide, Psychopharmaka und Neuroleptika und die verminderte Speichelproduktion durch fehlende Kaubewegungen genannt (vgl. Kulbe 2010, 22). Aber auch die Sauerstofftherapie kann ebenso wie die bei Sterbenden häufig zu beobachtende Mundatmung die Austrocknung und nachfolgende Bildung von Borken und Belägen begünstigen (vgl. Kulbe 2010, 22; Schmid 2010, 222; Holtmann 2009, 67). Die parenterale Substitution von Flüssigkeit tritt hier in den Hintergrund, da dadurch das ungute Empfinden kaum positiv beeinflusst werden kann. Vielmehr kommt es auf eine regelmäßige Anfeuchtung der trockenen Schleimhaut an. Die Mundpflege wird zum Teil als „eine der wichtigsten pflegerischen Handlungen" (Schmid 2010, 222) in der Palliativpflege benannt.

Da der Mund für die meisten Menschen ein sehr persönlicher und sensibler Bereich ihres Körpers ist, muss die Mundpflege dementsprechend sorgsam und einfühlsam durchgeführt werden und es ist zu respektieren, wenn der Patient diese Maßnahme durch Zusammenkneifen der Lippen verweigert. In diesem Fall sollte es zu einem späteren Zeitpunkt erneut versucht werden (vgl. Kulbe 2010, 22). Zur Anfeuchtung und Pflege der Mundschleimhaut gibt es verschiedene Präparate. Diese sollten je nach Zielsetzung Anwendung finden. Zur Reinigung und Desinfektion der Mundhöhle dienen spezielle Mundspüllösungen wie Chlorhexidin, Hexoral oder in der Klinikapotheke hergestellte Mundpflegelösungen mit Alkoholanteil. Diese sind nicht immer wohlschmeckend und können als scharf empfunden werden. Da die Anwendung häufig, bestenfalls stündlich durchgeführt werden sollte, kann man als Alternative auch Wasser verwenden. Da es im Sterbeprozess nicht mehr unbedingt um eine saubere, belagfreie Mundschleimhaut geht, sondern vielmehr um Erfrischung, Befeuchtung und das damit verbundene Wohlbefinden des Patienten, können jegliche Getränke verwendet werden. Hier gilt es, die Vorlieben und

Abneigungen des Sterbenden herauszufinden (vgl. Knipping 2006, 1111). Angehörige können oft wertvolle Informationen dazu liefern. Häufig kommen unterschiedliche Teesorten zur Anwendung, welche in jeder Krankenhausküche vorrätig sind. Zusätzliche Effekte wie die desinfizierende Wirkung von Pfefferminz- und Salbeitee, oder die Schmerz- und entzündungshemmende Wirkung von Kamille können nutzbringend sein (vgl. Kulbe 2010, 23; Schmid 2010, 224). Getränke wie Sekt, Bier, verschiedene Fruchtsäfte, Cola oder Kaffee können kleine Lusterlebnisse vermitteln. Angenehme Kühlung erreichen eingefrorene Fruchtsäfte, die gelutscht werden können. Bei Patienten, die in ihrer Wahrnehmung beeinträchtigt sind, werden die Eiswürfel in eine Mullkompresse gelegt und die Enden dieser außerhalb des Mundes festgehalten, um eine Aspiration zu vermeiden. Diese Aufgabe kann gut an Angehörige delegiert werden, die meist gerne dazu bereit sind (vgl. Kostrzewa 2009, 105). Auch die Pflege der Lippen, zum Beispiel mit Bepanthen Salbe, ist wichtig, um diese spannungsfrei und geschmeidig zu halten.

Weit verbreitet, aber eher ungeeignet sind ‚Lemon Sticks', da das darin enthaltene Glycerin wasserbindend wirkt und daher mehr austrocknet als anfeuchtet. Mundpflegesprays, sogenannter ‚künstlicher Speichel' werden aufgrund ihres Geschmacks oft als unangenehm erlebt (vgl. Holtmann 2009, 68; Schmid 2010, 223). Das ablösen verhärteter Beläge und Borken kann, je nach Geschmacksvorlieben des Patienten, mit Sahne oder weicher Butter gelingen. Ebenso kann ein kleines Stück einer Vitaminbrausetablette, das auf die Zunge gelegt und mit Wasser befeuchtet wird, Verkrustungen lösen (vgl. Schmid 2010, 223).

Im folgenden Abschnitt dieses Kapitels werden die Themen Körperpflege und Lagerung genauer exploriert.

4.4. Körperpflege und Lagerung

Die Ziele der Körper- und Hautpflege sind im allgemeinen die Reinigung und die Anregung der natürlichen Hautfunktionen und der Blutzirkulation, wodurch

Gewebe-, Haut- und Nervenschäden vermieden werden können. Außerdem werden durch das Erspüren des Körpers durch Berührung, Bewegung, Druck, Wärme oder Kälte und Reibung die Wahrnehmung und nicht zuletzt das Wohlbefinden des Patienten gefördert. Bei Sterbenden rückt vor allem letzteres in den Vordergrund (vgl. Luley 2001, 51).

Sterbende sind oftmals sehr geschwächt und besitzen für eine ausführliche Körperpflege nicht mehr die Kraft. Von Seiten der Pflegekraft muss hier ein Umdenken stattfinden. Manchmal ist eine ,kleine Grundpflege' ausreichend, bei der nur Gesicht, Hände und Intimbereich gewaschen werden (vgl. Kulbe 2010, 12). Es ist zu beachten, dass Körperpflege bei Menschen in der letzten Lebensphase anders betrachtet werden muss, als bei Leicht- oder Schwerkranken. Bei Sterbenden geht es darum, das Wohlbefinden zu fördern und eventuell Linderung zu verschaffen (vgl. Luley 2001, 51). Die Zeit der Körperpflege bietet eine gute Möglichkeit, um Zugang zu dem Patienten zu finden und miteinander in Kontakt zu treten. Gerade bei bewusstseinsgetrübten, somnolenten oder sedierten und beatmeten Patienten können Angebote aus dem Konzept der Basalen Stimulation Anwendung finden. Berührung und Körperkontakt ist häufig der einzige Weg für eine Kommunikation mit Sterbenden (vgl. Kostrzewa 2009, 90). Ängstliche und verwirrte, aber auch von Schmerzen geplagte Patienten können von einer beruhigenden Ganzkörperwaschung profitieren, wodurch möglicherweise bestehende Unruhezustände durchbrochen werden können (vgl. ebd., 95). Hierfür eignen sich patienteneigene Waschzusätze und Pflegeprodukte, da dies bekannte Gerüche sind, die Geborgenheit vermitteln und das Wohlbefinden fördern. Die individuellen Wünsche und Bedürfnisse des ablebenden Menschen sind zu berücksichtigen und die Wirkung der gewählten Angebote und Anwendungen muss überprüft werden. Denn alle Menschen empfinden unterschiedlich. Was dem einen Patienten gut tut, muss bei einem anderen nicht das Gleiche bewirken.

Auch in Bezug auf die Lagerung müssen die allgemeingültigen Regeln, nach denen Patienten zwei- bis vierstündlich umgelagert werden, hinterfragt und überdacht werden. In erster Linie geht es auch hier um das Wohlbefinden des Patienten und nicht um eine technisch perfekte Lagerung oder akribisch genaue Dekubitusprophylaxe (vgl. Kulbe 2010, 26): „Ein routinemäßiges Lagern ist bei Sterbenden nicht mehr angezeigt und ist nicht Ausdruck ‚guter Pflege'" (Flender 2007, 6). Die Lagerung sollte möglichst bequem und schmerzfrei sein, was durch Beobachtung des Patienten ständig eruiert werden soll. Durch die Angehörigen können persönliche Vorlieben, die ‚Lieblingslage' sowie die bevorzugte Schlafposition in Erfahrung gebracht werden. Auch das eigene, von zu Hause mitgebrachte Kissen kann zur Entspannung beitragen (vgl. Kulbe 2010, 26; Schmid 2010, 234).

Lageveränderungen sind für den Patienten oft anstrengend und teilweise schmerzhaft. Dem kann durch eine vorherige Schmerzmittelgabe entgegengewirkt werden. Auch muss der Sterbende nicht immer komplett von einer auf die andere Seite gedreht werden. Es reichen schon minimale Lageveränderungen, bei denen beispielsweise ein kleines Kissen untergelegt wird, welches nach einer Weile wieder entfernt und neu positioniert werden kann, um eine Druckentlastung und –verlagerung zu bewirken (vgl. ebd.; Kostrzewa 2009, 98).

Bei Sterbenden kommt es in der letzten Zeit ihres Lebens häufig zu unruhigen Phasen, die oft mit einer gewissen Verwirrung einhergehen. Auch ein vermehrter Bewegungsdrang, vielleicht ein letzter ‚Fluchtversuch' vor dem nahen Tod, ist zu beobachten (vgl. Schmid 2010, 286). Die sogenannte ‚Nestlagerung', bei der zwei zusammengerollte Decken rechts und links an den Körper gelegt und leicht angedrückt werden, kann dem Patienten helfen, die eigenen Körpergrenze zu spüren. Damit kann der Unruhe des Patienten entgegengewirkt und Geborgenheit vermittelt werden. Die umgrenzende Lagerung ist auch in Seitenlage möglich. Toleriert der Patient nur die Rückenlage, ist dies zuzulassen und der Einsatz einer Wechseldruckmatratze zu bedenken. Der hierbei entstehende Nachteil ist der möglicherweise aufkommende Verlust des Körpergefühls, wodurch es wieder zu vermehrter Unruhe kommen kann (vgl. Kostrzewa 2009, 98). Die gewählte Lagerung sollte dem Patienten angenehm sein und bei Bedarf Linderung verschaffen, etwa bei Atemnot die Oberkörperhochlagerung oder bei abdominellen Schmerzen ein Kissen

unter die Knie. In den letzten Minuten vor Eintritt des Todes sollten Lagerungswechsel unterlassen und die Zeit den Angehörigen zum Abschiednehmen gegeben werden (vgl. Luley 2001, 52).
Ein weiterer wichtiger und oft kontrovers diskutierter Punkt ist die Nahrungs- und Flüssigkeitszufuhr bei sterbenden Menschen. Dieser Thematik widme ich mich im Anschluss.

4.5. Essen und Trinken

Essen und Trinken sind Grundbedürfnisse des Menschen, ohne die dieser nicht lange lebensfähig ist. Bei Sterbenden kommt es häufig zu einem Appetitmangel – meist bedingt durch den zunehmenden Kräfteverfall, aber auch Müdigkeit, Schmerzen, Obstipation, Depression und Angst können Ursachen für eine Abneigung gegenüber Nahrung sein (vgl. Schmid 2010, 225). Zunächst sollte natürlich versucht werden, die Ursache nach Möglichkeit zu beheben, etwa durch ausreichende Schmerzmittelgabe. Auch das Anbieten von Wunschkost oder Lieblingsspeisen kann helfen, die Lustlosigkeit zu verringern (vgl. ebd., 226). Für den Patienten selbst ist die geringe oder fehlende Nahrungsaufnahme oft weniger belastend als für seine Mitmenschen. Häufig stehen Pflegekräfte auf der Intensivstation hilflosen Angehörigen gegenüber, die Aussagen treffen wie: „Aber sie muss doch was essen!“ Hier ist es wichtig zu erklären, dass es im Sterbeprozess zu einem natürlich verminderten Bedürfnis nach Nahrung und Flüssigkeit kommt, da der Körper nur noch wenig Energie benötigt (vgl. Kulbe 2010, 20).
Der sterbende Intensivpatient ist allerdings eher selten noch in der Lage, weitestgehend selbstständig oral Nahrung zu sich zu nehmen. Viele haben eine Ernährungssonde, gerade Patienten die somnolent oder sediert und beatmet sind, über die sie zum Teil auch schon ernährt wurden, bis feststeht, dass der Tod unumgänglich ist. Hier gilt es, abzuwägen und individuell zu entscheiden. Für wen ist es wichtig, dass der Patient isst? Für den Arzt, die Pflegekraft, die Familie oder für den Patienten selbst? Welchen Nutzen hat eine Ernährungssonde und die Zufuhr von Nährstoffen?

Stellt man sich diese Frage, wird klar, dass der Gewinn, den der Patient davon trägt, verschwindend gering ist, denn die „Ziele der Ernährung wie der Erhalt des Ernährungsstatus, Aufrechterhaltung von Funktionen, positive Beeinflussung des Krankheitsverlaufs oder Lebensverlängerung treten jetzt in den Hintergrund" (Rothärmel 2007, 70). „Jedoch müssen Hunger und Durst als subjektive Empfindung gestillt werden" (Hoppe 2011, A347) wie in den Grundsätzen der Bundesärztekammer erwähnt wird. Hat der Patient eine gültige Patientenverfügung, ist der darin festgehaltene Wille zu akzeptieren und den Wünschen Folge zu leisten. Ist keine Patientenverfügung vorhanden und der Patient nicht in der Lage, sich diesbezüglich zu äußern gilt: „Wenn eine Therapie nicht mehr zur Verbesserung oder Erhalt des gesundheitlichen Zustandes beiträgt, [...] liegt es in der auf die medizinische Kompetenz gegründeten Verantwortung des Arztes, diese Maßnahme zu beenden" (Körner 2008, 182).
Auch die parenterale Zufuhr von Nährstoffen und Flüssigkeit ist individuell abzuwägen. Natürlich erhält ein Todkranker, auch bei Beendigung der Therapie, die Basisversorgung, zu der auch die Flüssigkeitssubstitution gehört (vgl. Salomon 2006, 65). Es ist allerdings zu beachten, wann Maßnahmen, wie die Gabe von Infusionen oder Ernährung, sinnlos werden im Prozess des Sterbens. Restriktives Verhalten kann hierbei möglicherweise auftretenden Problemen vorbeugen. Bronchiale Hypersekretion und dadurch verstärkte Rasselatmung, vermehrte Bildung von Aszites und Ödemen, insbesondere das Lungenödem und damit verbundene Atemnot, können Leid und unnötige Belastung für den Patienten darstellen (vgl. Bausewein 2005, 425). Indiziert ist die Flüssigkeitssubstitution, wenn einer Dehydratation zugrunde liegende Symptome auftreten wie Muskelkrämpfe, zunehmende Unruhe und Verwirrtheit oder subjektives Durstgefühl (vgl. Clemens 2006, 63; Eychmüller 2001, 358). Wird Flüssigkeit enteral oder parenteral gegeben, reichen oft schon 500 – 1000 Milliliter am Tag (vgl. Bausewein 2005, 425). Das von den Patienten beklagte, jedoch öfter von der betreuenden Pflegekraft beobachtete und meist falsch gedeutete Durstgefühl wird häufig mit ausgeprägter Mundtrockenheit verwechselt. Die Gabe von Flüssigkeit kann dieses Empfinden in den seltensten Fällen günstig beeinflussen,

vielmehr kommt dem regelmäßigen Anfeuchten der Mundschleimhaut große Bedeutung zu (vgl. Heesch 2008, 275; Flender 2007, 5).
Ein weiterer, meiner Meinung nach wichtiger Faktor im Umgang mit Sterbenden ist die Umgebung. Zwar bleiben auf einer Intensivstation wenige Gestaltungsmöglichkeiten, doch schon kleinste Veränderungen können zu einer Verbesserung der Sterbesituation führen. Diese Möglichkeiten der Umgebungsgestaltung möchte ich im nächsten Abschnitt benennen.

4.6. Möglichkeiten der Umgebungsgestaltung

Im Krankenhaus und dort insbesondere auf Intensivstationen ist es schwer bis unmöglich, die Umgebung des Sterbenden würdevoll und dem Anlass entsprechend zu gestalten.
Auf Palliativstationen und in Hospizen wird viel Wert auf eine eher häusliche Atmosphäre gelegt, in der sich der Todkranke wohl fühlen kann. Es gibt Pflanzen, eine Sitzecke mit Polstermöbeln und häufig eine Couch, welche die Angehörigen als Schlafplatz nutzen dürfen. Auch das übrige Mobiliar erinnert wenig an eine Institution (vgl. Prönneke 2008, A2574).
Doch auch auf einer Intensivstation sind kleine Veränderungen im Umfeld des Sterbenden möglich, welche die letzte Lebensphase des Menschen positiv beeinflussen können. Dies sollte immer bedacht und genutzt werden, da wie Kulbe beschreibt, „ das ‚Sterbezimmer' [...] der letzte Lebensort" (Kulbe 2010, 12) des Menschen ist.
Nach Möglichkeit sollte der Patient in einem Einzelzimmer betreut und vom hektischen Alltag, der auf einer Intensivstation häufig herrscht, abgeschirmt werden (vgl. Schmidt-Holos 2006, 277). Der Sterbende selbst und insbesondere die Familie benötigen Ruhe und Raum zum Trauern und um voneinander Abschied zu nehmen, ohne sich aufkommender Emotionen und Reaktionen schämen zu müssen (vgl. ebd., 277; Heesch 2008, 276).

Pflegeutensilien müssen nicht zwingend im Sichtfeld des Patienten stehen. Es sollte Platz geschaffen werden für persönliche Dinge, die von zu Hause mitgebracht werden können, etwa Fotos von geliebten Menschen oder Tieren. Vertraute Gerüche, wie das Lieblingsparfum oder das eigene Kopfkissen können ebenso wie leise Musik eine angenehme Atmosphäre schaffen (vgl. Schmidt-Holos 2006, 277; Kulbe 2010, 12; Fricke 2008, 12).
Durch das Verschieben des Bettes gewinnt der Sterbende ein neues Sichtfeld, und so kann ihm beispielsweise der Blick aus dem Fenster ermöglicht werden (vgl. Schmidt-Holos 2006, 277; Kulbe 2010, 13).
Um ein ruhiges und möglichst störungsarmes Umfeld zu gestalten, können die Lichtverhältnisse je nach Tageszeit oder auf Wunsch reduziert werden. Außerdem sollten die Monitoralarme der jeweiligen Situation angepasst werden. In der Sterbephase sind eng eingestellte Alarmgrenzen nicht mehr angezeigt und die Lautstärke kann reduziert werden. Diese kleinen Veränderungen benötigen nicht viel Zeit und sind auf einer Intensivstation, wo diese oft sehr knapp ist, gut durchführbar (vgl. Fricke 2008, 12).
Ein Patient kann zum Versterben auf eine andere Station in ein möglicherweise eher ruhiges Umfeld verlegt werden oder auf der Intensivstation verbleiben. Dies muss individuell entschieden und mögliche Vor- und Nachteile zum Wohl des Patienten abgewogen werden. Für ein Verbleiben auf der Intensivstation kann die Kontinuität der Betreuung sprechen. Möglicherweise wurde bereits eine Vertrautheit zwischen dem betreuendem Team und dem Patient und seinen Angehörigen hergestellt (vgl. Karg 2008, 178).

Dies alles sind Interventionen und Angebote, die möglich, aber nicht unbedingt bei jedem Patienten angezeigt sind. In der alltäglichen Praxis auf der Intensivstation wird Sterbebegleitung oft ‚nebenher' geleistet, da häufig die Annahme besteht, dass diese Patienten nicht mehr so umfassend betreut werden müssen. Die Vielzahl an genannten Möglichkeiten sprechen für das Gegenteil. Es bedarf Zeit, Kompetenz und Verantwortung, den Sterbenden und die Angehörigen in dieser letzten Phase seines

Lebens zu unterstützen und beizustehen. Sterbebegleitung stellt eine große Herausforderung für die betreuende Pflegekraft dar und sollte dementsprechend anerkannt werden.
Das nächste Kapitel widmet sich nun den unterschiedlichen Möglichkeiten der Willensbekundung, da neben der Symptomkontrolle auch der Wille des Patienten entscheidend sein kann, für ein Sterben in Würde.

5. Möglichkeiten der Willensbekundung

Eingriffe in die körperliche Unversehrtheit erfüllen nach §223 StGB den Tatbestand der Körperverletzung. §228 StGB besagt: „Wer eine Körperverletzung mit Einwilligung der verletzten Person vornimmt, handelt nur dann rechtswidrig, wenn die Tat trotz der Einwilligung gegen die guten Sitten verstößt.“ Es bedarf also jede medizinische Behandlung einer Einwilligung. Die Einwilligung darf nur der einwilligungsfähige, volljährige Patient nach umfassender Aufklärung geben. In der Realität der Intensivmedizin, vor allem in Notfallsituationen, ist dies oft nicht möglich, da schwerwiegende Erkrankungen oder Behandlungsmaßnahmen, wie die Sedierung, den Patienten in seiner Kommunikations- und Entscheidungsfähigkeit stark einschränken. Da die Autonomie des Patienten gewahrt werden soll und auch das Selbstbestimmungsrecht jedes Menschen bei Einwilligungsunfähigkeit nicht erlischt, ist es für Ärzte und Pflegekräfte hilfreich, wenn der Patient seinen Willen bezüglich Behandlung oder Nicht-Behandlung in bestimmten Situationen im Voraus geäußert hat (vgl. Fangerau 2003, 500).
Dazu gibt es rechtlich gesehen drei Möglichkeiten: die Patientenverfügung, die Vorsorgevollmacht und die Betreuungsverfügung.

5.1. Patientenverfügung

Eine Patientenverfügung ist eine im Voraus getroffene Willensbekundung für den Fall der Entscheidungsunfähigkeit eines Menschen. Eine Patientenverfügung ist nach Definition des Gesetzes, wenn „ein einwilligungsfähiger Volljähriger für den Fall seiner Einwilligungsunfähigkeit schriftlich festlegt, ob er in bestimmte, zum Zeitpunkt der Festlegung noch nicht unmittelbar bevorstehende Untersuchungen seines Gesundheitszustands, Heilbehandlungen oder ärztliche Eingriffe einwilligt oder sie untersagt“ (§1901a Abs. 1 Satz 1 BGB).
Voraussetzungen für die Wirksamkeit der Patientenverfügung sind demnach die schriftliche Form sowie die Volljährigkeit und Einwilligungsfähigkeit des Verfassers. Eine Patientenverfügung sollte individuell geschrieben werden mit möglichst genauer

Beschreibung der Situation, in denen Maßnahmen abgelehnt oder erwünscht werden. Lebenssituationen, in denen die Patientenverfügung wirken soll, können zum Beispiel der bereits eingetretene Sterbeprozess oder auch die Notwendigkeit andauernder schwerwiegender Eingriffe, wie beispielsweise die Dialyse, sein. Patientenverfügungen können für die genannten Situationen den Verzicht, die Beendigung, aber auch die Einleitung bestimmter Handlungen beinhalten. Jedoch sollten auch hier die ärztlichen Maßnahmen detailliert beschrieben werden, etwa invasive Beatmung, Reanimation, künstliche Ernährung oder Organersatzverfahren (vgl. Kränzle 2010, 395 f). Allgemeine Formulierungen wie ‚menschenwürdiges Leben' besitzen wenig Aussagekraft und können sehr weitreichend interpretiert werden (vgl. Stolz 2010, 85). Um dafür zu sorgen, dass bei eingetretener Entscheidungsunfähigkeit die in der Patientenverfügung geäußerten Wünsche berücksichtigt werden, ist es wichtig, seine Angehörigen über die Existenz derselben zu informieren (vgl. Hoppe 2010, A881; Seeger 2010, 78).
Die Bundesärztekammer hat eine Empfehlung zum Umgang mit Patientenverfügung herausgegeben. Demnach ist eine eindeutige Patientenverfügung für den behandelnden Arzt bindend, sofern der Inhalt auf die aktuellen Lebens- und Behandlungssituation zutrifft und kein Zweifel besteht, dass die darin festgehaltenen Wünsche immer noch dem Willen des Patienten entsprechen (vgl. Hoppe 2010, A879). Um diesen Zweifel zu minimieren, empfiehlt es sich, die Unterschrift der Patientenverfügung im Abstand von 1 – 2 Jahren zu erneuern (vgl. ebd., A880). Die Wirksamkeit der Patientenverfügung trifft nicht zu, wenn keine medizinische Indikation für die bestimmte Maßnahme vorliegt, oder der Patient in seiner Verfügung den Wunsch nach aktiver Sterbehilfe, also die Verkürzung des Lebens durch aktive Einflussnahme auf den Krankheits- und Sterbeprozess, äußert (vgl. ebd., A879).

5.2. Vorsorgevollmacht

Die Vorsorgevollmacht bevollmächtigt im Fall der Einwilligungsunfähigkeit des Patienten eine von diesem selbst gewählte Person, Entscheidungen für den erkrankten Menschen zu treffen. Der Bevollmächtigte, meist ein Angehöriger oder langjähriger Freund, hat sich in Bezug auf ärztliche Maßnahmen an den Willen des Erkrankten zu halten und diesem Ausdruck zu verleihen. Daher ist es sinnvoll, wenn es sich dabei um eine Vertrauensperson des Patienten handelt, mit der vorher über Wünsche und allgemeine Lebenseinstellungen gesprochen wurde (vgl. Hoppe 2010, A878).
Eine Vorsorgevollmacht muss, wie §1904 Abs. 5 BGB festlegt, schriftlich erfolgen. Die Vorsorgeverfügung kann hilfreich sein, um den Patientenwille festzustellen, falls keine Patientenverfügung vorliegt, oder diese nicht auf die aktuelle Situation zutrifft. In diesem Fall hat der Arzt einen Ansprechpartner, welchem gegenüber er von seiner Schweigepflicht entbunden ist (vgl. ebd., A880).

5.3. Betreuungsverfügung

In einer Betreuungsverfügung kann eine Person für den Fall, dass eine Betreuung notwendig ist, einen Betreuer vorschlagen (vgl. Hoppe 2010, A878). Dieser wird vom Vormundschaftsgericht geprüft und angenommen, sofern die vorgeschlagene Person als Betreuer geeignet ist (vgl. ebd., A879). Häufig sind es Angehörige, die in einer Betreuungsverfügung vorgeschlagen werden und hierdurch erst entscheidungsberechtigt sind. Das schriftliche Verfassen der Betreuungsverfügung ist nicht gesetzlich verlangt, empfiehlt sich aber aus praktischen Gründen. Ist ein Betreuer bestimmt, hat der Arzt die Pflicht, diesen über indizierte ärztliche Behandlungen und deren Risiken und Nebenwirkungen aufzuklären und dessen Einwilligung einzuholen (vgl. ebd., A880).

Die bevollmächtigte Person beziehungsweise der Betreuer kann der vom behandelnden Arzt vorgeschlagenen Therapie zustimmen oder diese ablehnen und das Unterlassen oder Beenden einer lebensverlängernden Maßnahme einleiten. In besonderen Fällen ist allerdings zusätzlich eine richterliche Genehmigung einzuholen. §1904 Abs. 1 und 2 BGB besagen:

> „(1) Die Einwilligung des Betreuers in eine Untersuchung des Gesundheitszustands, eine Heilbehandlung oder einem ärztlichen Eingriff bedarf der Genehmigung des Betreuungsgerichts, wenn die begründete Gefahr besteht, dass der Betreute auf Grund der Maßnahme stirbt oder einen schweren oder länger dauernden gesundheitlichen Schaden erleidet [...].“
>
> „(2) Die Nichteinwilligung oder der Widerruf der Einwilligung des Betreuers in eine Untersuchung des Gesundheitszustands, eine Heilbehandlung oder einen ärztlichen Eingriff, bedarf der Genehmigung des Betreuungsgerichts, wenn die Maßnahme medizinisch angezeigt ist und die begründete Gefahr besteht, dass der Betreute auf Grund des Unterbleibens oder des Abbruchs der Maßnahme stirbt oder einen schweren und länger dauernden gesundheitlichen Schaden erleidet.“

Nicht notwendig wird die Genehmigung laut§1904 Abs. 4 BGB, wenn sich Arzt und Betreuer einig sind, dass die Entscheidung dem Willen des Patienten entspricht.

5.4. Probleme im Umgang mit vorsorgender Verfügung

Schwierigkeiten bei der Beachtung des in einer Patientenverfügung festgehaltenen Willens besteht vor allem, wenn sich Arzt und Angehörige nicht einig sind. Es kann nie mit Sicherheit gesagt werden, dass der verfügte Wunsch in der aktuellen Krankheitssituation noch besteht. Häufig wird eine Patientenverfügung in Zeiten einer weitgehenden Gesundheit geschrieben. Es kann sich der Wunsch allerdings in einer Krankheitssituation ändern, wenn der Betroffene merkt, wie sehr er doch am Leben hängt und eine andere Form von Lebensqualität für sich erkennt.
Aussagen, in denen die Verfügung gelten soll, sind fast immer interpretationswürdig, etwa: ‚Nicht aufhaltbares schweres Leiden’. Außerdem kann der Nutzen, den eine weitere Therapie für den Patienten bringt, immer nur vermutet werden. Es gibt

Patienten, bei denen niemand daran geglaubt hat, die aber allen Vermutungen zum Trotz mit beachtlichem Erfolg aus der Krankheit herausgekommen sind.
In solch einer Situation, in denen zwischen den Angehörigen und dem behandelndem Team kein Konsens gefunden werden kann, gibt es die Möglichkeit, das Gericht einzuschalten. Da aber auch die dort entscheidenden Menschen nur vermuten können, was der momentane Wunsch des Patienten ist und auch sie auf diesbezügliche Äußerungen der Familie angewiesen sind, wird auch auf diesem Weg meist für eine Therapie gestimmt.
Auf die Möglichkeiten, Probleme und den allgemeinen Umgang mit der Therapiebegrenzung gehe ich im Kapitel sechs ausführlicher ein. Außerdem werde ich näher beleuchten, was mit ‚Nutzen' einer Therapie gemeint ist.

6. Therapiebegrenzung

In der Medizin und besonders in der Intensivmedizin wird immer mehr möglich. Ausgefallene Körperfunktionen werden bis zur Wiederherstellung überbrückt und Organe ausgetauscht oder durch technische Geräte ersetzt. Doch mit den wachsenden Möglichkeiten kommen ethische Probleme und Fragen auf. Ist alles, was machbar ist, auch sinnvoll (vgl. Salomon 2006, 64)? Für Ärzte ist es nicht grundsätzlich verpflichtend, Leben unter allen Umständen zu erhalten. Es gibt Situationen, in denen eine Therapiebegrenzung angezeigt ist (vgl. Hoppe 2011, 138).
Wir sollten uns immer wieder das eigentlich Ziel der Intensivtherapie vor Augen halten, welches um Salomon zu zitieren ist, „dem Patienten ein Leben zu erhalten, zu dem er nach überstandener Bedrohung Ja sagen kann" (Salomon 2006, 64).
Scheint es unmöglich, dieses Ziel zu erreichen, gibt es mehrere Abstufungen der Begrenzung der Therapie, die Anwendung finden können.

6.1. Möglichkeiten der Therapiebegrenzung

Neben dem primären Therapieverzicht, bei dem intensivtherapeutische Maßnahmen trotz vitalbedrohlicher Störungen gar nicht erst begonnen werden, also der Patient nicht auf eine Intensivstation aufgenommen beziehungsweise verlegt wird, kann Intensivtherapie in verschiedene Stufen eingeteilt werden.

6.1.1. Maximaltherapie

Es wird alles medizinisch mögliche für den Patienten getan und die Therapiemaßnahmen in vollem Umfang ausgeschöpft.

6.1.2. Therapieerhalt

Hierbei wird die laufende Therapie beibehalten, also weder erweitert noch reduziert, das heißt hinzukommende Organversagen werden nicht therapiert. Bei Herz-Kreislauf-Versagen wird beispielsweise keine Reanimation eingeleitet, bei Nierenversagen keine Hämodialyse durchgeführt, bei auftretender Anämie keine Blutprodukte verabreicht und bei pulmonaler Verschlechterung keine Intubation vorgenommen (vgl. Salomon 2006, 65). Diese Stufe des ‚Einfrierens' einer Therapie bietet dem behandelnden Team, aber vor allem den Angehörigen die Möglichkeit, sich Zeit zu nehmen, um die Entscheidung zu akzeptieren und sich auf das Abschiednehmen vorzubereiten. Allerdings sollte der Faktor Zeit nicht zu sehr ausgedehnt werden, um der Gefahr der unnötigen Verlängerung des Sterbens entgegen zu wirken (vgl. Weßling 2006, 118).

6.1.3. Therapiereduktion

Die Intensität der laufenden Therapie wird reduziert, zum Beispiel Katecholamine werden ausgeschlichen, die inspiratorische Sauerstoffkonzentration wird auf 21 Prozent zurückgenommen, Antibiotika werden abgesetzt. Bei dieser Stufe der Therapiebegrenzung sollte eine optimale Basisversorgung stets gewährleistet sein.

6.1.4. Therapieabbruch

Es werden alle Therapiemaßnahmen ohne Ausnahme eingestellt oder bei irreversiblem Hirnschaden bis zur Organentnahme begrenzt weitergeführt (vgl. Salomon 2006, 65).

Es gibt Voraussetzungen, die als Grundlage für die Entscheidungsfindung zur Therapiebegrenzung gegeben sein müssen. Diese werde ich im Folgenden darstellen.

6.2. Voraussetzungen zur Therapiebegrenzung

Um eine Entscheidung bezüglich des Erhalts oder der Reduktion einer Therapie treffen zu können, muss die medizinische Situation des Patienten genau beleuchtet und die Aussicht auf Erfolg der Maßnahme sowie letztlich die Prognose abgeschätzt werden. Es ist nicht einfach und bereitet selbst erfahrenen Medizinern und

Pflegekräften Schwierigkeiten, den richtigen Zeitpunkt, den sogenannten ‚Point of no Return' zu erkennen, an dem die Frage nach Therapiebegrenzung angezeigt ist (vgl. Scheffold 2008, 43; Scheffold 2010, 124; Clemens 2006, 61).

Es muss mindestens einer der beiden folgenden Voraussetzungen erfüllt sein, um den Abbruch oder Verzicht einer Therapie zu rechtfertigen:

1. Fehlende medizinische Indikation
2. Der Patient lehnt die ihm vorgeschlagene Maßnahme ab (vgl. Scheffold 2010, 124 f; Marckmann 2010, 93; Scheffold 2008, 43).

Dies klingt zunächst eindeutig und klar, allerdings treten bei der Entscheidung zur Durchführung der Therapiebegrenzung häufig erhebliche Probleme auf.

6.3. Probleme bei der Therapiebegrenzung

Probleme, welche bei der Entscheidung zur Begrenzung der Therapie auftreten können, leiten sich aus den dafür nötigen Voraussetzungen, welche ich im vorherigen Abschnitt erläutert habe, ab. Auf diese Probleme möchte ich nun näher eingehen.

6.3.1. Das Problem der Nutzlosigkeit

Um die medizinische Indikation für eine Therapie zu stellen, bedarf es eines Zieles, das erreicht werden soll. Bei Erlangen des Zieles sollte der Nutzen für den Patienten größer sein, als der möglicherweise durch die Maßnahme ausgelöste Schaden. Eine nicht indizierte Maßnahme ist also eine für den Patienten nutzlose Maßnahme.

In der Literatur wird dabei die Nutzlosigkeit im engeren und im weiteren Sinne unterschieden.

Bei der Nutzlosigkeit im engeren Sinne besteht bei Maximaltherapie keine Aussicht auf Erhalt des Lebens, die Maßnahme würde also keine physiologische Wirksamkeit beinhalten, oder der Patient befindet sich bereits im Sterbeprozess. Hierbei besteht kein Grund, eine lebensverlängernde Therapie anzufangen oder weiter zu führen.

Von Nutzlosigkeit im weiteren Sinne wird gesprochen, wenn die Aussichten auf Erfolg nur gering sind, oder kein erstrebenswertes Behandlungsziel erreicht werden kann, beziehungsweise die Lebensqualität, die nach der Therapie besteht, für den Patienten inakzeptabel ist (vgl. Scheffold 2010, 124; Scheffold 2008, 43).
Die Prognose zum weiteren Krankheitsverlauf spielt hier eine große Rolle. Das Problem besteht in der Unsicherheit, da Prognosen immer nur Wahrscheinlichkeitsäußerungen sind. Die Erkrankung und der Verlauf derselben ist – trotz belegter Zahlen und Studien – so individuell wie der Patient selbst, was die Entscheidungsfindung erheblich erschwert. Der Erfolg einer Maßnahme lässt sich nur retrospektiv sicher sagen, weshalb es sinnvoll erscheint, in Situationen, in denen Zweifel über die Prognose des Krankheitsverlaufs und den Nutzen der Maßnahme besteht, die Therapie zunächst einzuleiten und nach einer gewissen Zeit des Beobachtens erneut zu evaluieren. Entsprechend des Erfolges sollten die lebensverlängernden Maßnahmen dann fortgeführt oder beendet werden (vgl. Weßling 2006, 116; Scheffold 2010, 124 f; Marckmann 2010, 95).

6.3.2. Das Problem der stellvertretenden Entscheidung

Im besten Fall kann der Patient nach ausführlicher Aufklärung selbst entscheiden, wie weit die Therapie ausgedehnt oder reduziert werden soll. Da viele Patienten bereits zu Beginn einer Intensivtherapie nicht mehr fähig sind, ihre Einwilligung oder Ablehnung zu erteilen, ist dies wohl eher ein Ausnahmefall. Kann der Patient sich nicht mehr äußern, ist ein mehrstufiges Vorgehen angezeigt, da auch entscheidungsunfähigen Menschen das Recht auf Selbstbestimmung nicht verloren geht (vgl. Scheffold 2010, 125). Ist eine gültige Patientenverfügung vorhanden, und die darin festgehaltene Willensbekundung trifft auf die aktuelle Situation zu, ist dem Wunsch des Patienten Folge zu leisten. [2] Falls keine Willensbekundung vorliegt, ist es

[2] Auf die Problematik im Umgang mit einer Patientenverfügung gehe ich in dieser Arbeit in Kapitel 5.4. ein.

Aufgabe des Arztes, den mutmaßlichen Willen zu ermitteln. Dabei sollten alle am Therapieprozess beteiligten Personen mit einbezogen werden. Pflegekräfte können durch die ständige Nähe zum Patienten wichtige Informationen beitragen (vgl. Junginger 2008, 175). Eine zentrale Rolle kommt allerdings den Angehörigen zu. Sie wissen oft einiges über Werte und Lebenseinstellung des Patienten und können somit sehr hilfreich sein zur Feststellung des mutmaßlichen Willens. Falls der Patient sich niemals über seine Einstellung zu lebensverlängernden Maßnahmen geäußert hat und der mutmaßliche Wille nicht ermittelt werden kann, ist nach allgemeingültigen Wertvorstellungen und objektivem Wohl des Patienten zu entscheiden (vgl. Scheffold 2010, 125 f; Marckmann 2010, 96 f; Scheffold 2008, 43). Da auf einer Intensivstation in Notfallsituationen häufig unter hohem Zeitdruck entschieden werden muss und der Wille des Patienten nicht immer ermittelt werden kann, gilt auch hier die Entscheidung für die Therapie. Nach Überbrückung der kritischen Situation ist der Nutzen abzuwägen und für oder gegen die Weiterführung der Maßnahme zu entscheiden.

Der Entschluss, eine Therapie zu begrenzen oder abzubrechen fällt nicht leicht, ist jedoch in einigen Fällen angezeigt. Der Weg der Entscheidungsfindung ist lang und sollte niemals unter hohem Zeitdruck gegangen werden.

6.4. Entscheidungsfindung

Die Entscheidung, wie weit eine Therapie ausgedehnt oder reduziert wird, sollte unter Einbeziehung der Angehörigen im Behandlungsteam getroffen werden. Die Wahl sollte für alle nachvollziehbar sein, auch wenn nicht jeder der Beteiligten so gehandelt hätte. Die Angehörigen sind in solch einer Situation häufig überfordert und sollten, sofern sie nicht bevollmächtigt sind, informiert, aber nicht direkt in die Entscheidungsfindung miteinbezogen werden, um das Gefühl ihrer Verantwortlichkeit für die Einstellung der Therapie zu minimieren (vgl. Salomon 2006, 67; Weßling 2006, 119; Karg 2008, 176).

Ist eine Entscheidung zur Therapiebegrenzung gefallen, muss diese deutlich und genau in der Patientenkurve dokumentiert werden, so dass alle Beteiligten auf der Basis dieser Information handeln können. Eine ungewollte Ausdehnung der Therapie soll so vermieden werden (vgl. Salomon 2006, 66).

Bei der begrenzten Intensivtherapie wird das Ziel der Wiederherstellung bestimmter Funktionen abgelöst vom Ziel, eine bestmögliche Lebensqualität durch Linderung belastender Symptome zu erreichen (vgl. Karg 2008, 176). Die Bundesärztekammer definiert dies in ihren Grundsätzen zur Sterbebegleitung wie folgt: „Unabhängig von anderen Zielen der medizinischen Behandlung hat der Arzt in jedem Fall für eine Basisbetreuung zu sorgen. Dazu gehören u. a. menschenwürdige Unterbringung, Zuwendung, Körperpflege, Lindern von Schmerzen, Atemnot und Übelkeit sowie Stillen von Hunger und Durst“ (Hoppe 2011, 138).
Der Arzt Dr. Norbert Scheffold nimmt in seinem Artikel Bezug auf die ETHIKUS-Studie, eine europäische Studie, die auf 37 Intensivstationen mit insgesamt über 30.000 Patienten durchgeführt wurde. Von 4000 verstorbenen Patienten ging bei 72 Prozent dem Tod eine Therapiebegrenzung voraus. Es war allerdings nur bei 2 Prozent der Entscheidungen zur Therapiebegrenzung der Wille des Patienten maßgeblich (vgl. Scheffold 2010, 127).

Abschließend möchte ich erwähnen, dass es durchaus von Vorteil für den Patienten sein kann, wenn die laufende Therapie begrenzt oder eingestellt wird. Natürliche Abläufe im Körper können ein ‚ruhiges Einschlafen’ fördern. Als Folge der Atemdepression treten Hyperkapnie und Hypoxie auf, die wiederum zu einer Bewusstlosigkeit führen. Außerdem kommt es durch Abnahme der Herz-Kreislauf-Funktion zu einer zerebralen Minderdurchblutung, welche wiederum ein ‚sanftes Entschlafen’ zur Folge hat (vgl. Karg 2008, 178).

Im letzten Kapitel der vorliegenden Arbeit gehe ich auf den Aspekt der Kommunikation ein, da dieser sehr viel Bedeutung in der Begleitung von Sterbenden und deren Angehörigen zu kommt.

7. Kommunikation

Kommunikation ist ein wesentlicher Bestandteil unserer täglichen Arbeit als Pflegende. In der Pflege des Patienten stehen wir in ständigem Kontakt mit ihm und verbalisieren alle unsere Maßnahmen. Wir kommunizieren im Umgang mit Angehörigen, die uns Informationen über den Patienten geben, sowie auch Informationen über den Zustand des Erkrankten und die weitere Therapie erhalten möchten. Wir kommunizieren im Pflegeteam und in Zusammenarbeit mit anderen Berufsgruppen, meist Ärzte, aber auch Physiotherapeuten, Mitarbeiter der Röntgenabteilung oder der Verwaltung, Reinigungskräften und Praktikanten.
Die Kommunikation mit Sterbenden und deren Angehörigen löst häufig Unbehagen aus. ‚Was soll ich sagen? Oder soll ich lieber nichts sagen?'
Es gibt meist keine richtige Antwort auf die Fragen des Sterbenden und der Angehörigen. Vielmehr geht es um das Dasein und darum, denjenigen nicht alleine zu lassen mit seinen Ängsten und Gedanken.
Im folgenden Abschnitt möchte ich zunächst beleuchten, was Kommunikation im Allgemeinen bedeutet.

7.1. Was ist Kommunikation?

Kommunikation kann allgemein als das Senden und Empfangen von bestimmten Nachrichten, also als Austausch von Informationen, beschrieben werden. Dies kann auf zwei Arten geschehen:
1. Verbale Kommunikation über das gesprochene Wort, also die Sprache oder über die Schriftform.
2. Nonverbale Kommunikation über Gestik, Mimik, Körpersprache, Stimme, Körperkontakt und den Blick (vgl. Specht-Tomann 2007, 13).
In der Kommunikation zwischen Menschen kommen dabei nur 25 Prozent der verbalen, aber 75 Prozent der nonverbalen Sprache zu (vgl. ebd., 14).
Die nonverbale Kommunikation kann das Gesagte unterstreichen, ergänzen, verdeutlichen, aber auch in Frage stellen oder entkräftigen (vgl. ebd., 13). Um

Missverständnissen entgegenzuwirken, ist darauf zu achten, dass zwischen der nonverbalen und der verbalen Kommunikation Übereinstimmung besteht, denn bei gegeneinander wirkenden Komponenten, spielt der nonverbale Aspekt die größere Rolle (vgl. ebd., 14).
Da aber Nachrichten nicht nur einen Inhalt vermitteln, sondern auch unterschiedliche Botschaften erhalten können, können erhebliche Schwierigkeiten entstehen. Das Vier-Ohren-Modell von Schulz von Thun, welches ich hier nur kurz erwähnen möchte, macht die Problematik deutlich.

7.2. Das Kommunikationsmodell von Friedemann Schulz von Thun

Diesem Modell zu Folge gibt es beim Senden von Informationen vier Ebenen, auf denen unterschiedliche Inhalte vermittelt werden (vgl. Tausch 2011, 89; Specht-Tomann 2007, 45).

1. Sachebene

Hierbei wird ein Sachinhalt, also sachliche Informationen, übermittelt und es geht einzig um das kognitive Verständnis.

2. Selbstoffenbarungsebene

Auf dieser Ebene gibt der Sender durch das Senden von Ich-Botschaften etwas von sich preis.

3. Beziehungsebene

Dabei geht es darum, wie man zueinander steht und was jeder von dem anderen hält.

4. Appellebene

Hierbei wird etwas gefordert; der Gegenüber soll etwas tun.

Ebenso gelten beim Empfangen von Nachrichten diese vier Aspekte, die bestimmen, wie etwas gehört wird. In der Praxis können dadurch Probleme und Missverständnisse entstehen. Pflegende und Ärzte senden Informationen häufig auf der Sachebene, es geht um Diagnosen, Zahlen, Therapiemöglichkeiten. Bei Angehörigen oder dem Patienten selbst kommen diese Botschaften oft auf der Beziehungsebene an, da es sie persönlich betrifft.
Des weiteren gibt es für eine gelungene Kommunikation Grundlagen, die in jedem Gespräch vorhanden sein sollen und im nächsten Abschnitt beschrieben werden.

7.3. Grundlagen für eine gute Kommunikation

Um eine gute Kommunikation möglich zu machen, sind bestimmte Voraussetzungen von Nöten:

1. Kongruenz,

das heißt ‚Übereinstimmung' (vgl. Hermann 1999, 515). Gemeint ist damit die Echtheit, die Ehrlichkeit, mit der man seinem Gesprächspartner gegenübertritt. Um authentisch zu sein, ist es wichtig, dass zwischen verbalen und nonverbalen Elementen eine Übereinstimmung besteht.

2. Empathie

bezeichnet das einfühlende Verstehen. Das Sichhineinversetzen in den Anderen und die Dinge aus seiner Sicht sehen. Empathie dient dem besseren Verstehen des Gegenübers.

3. Akzeptanz, Wertschätzung

meint, dem Gesprächspartner mit Respekt, ohne Vorurteil und möglichst offen zu begegnen. Die eigenen Gedanken, Empfindungen und Gefühle werden in Grenzen gehalten (vgl. Kulbe 2010, 50 f).

Auch aktives Zuhören, um unausgesprochenes erfassen zu können, kann den Verlauf eines Gespräches zum Guten hin beeinflussen. Hierbei ist das Interesse und die Bereitschaft zuzuhören Voraussetzung; ebenso das Aufrechterhalten des Blickkontaktes, eine zugewandte Körperhaltung und die Wiederholung inhaltlicher Aussagen (vgl. Specht-Tomann 2007, 96).
Die alles kann zu guter Kommunikation beitragen, jedoch ist es wichtig, sich voll und ganz auf das Gespräch einzulassen und nicht mit den Gedanken schon bei einem anderen Patienten zu sein.
Im Bezug auf die Sterbebegleitung auf der Intensivstation kommt der Kommunikation mit Angehörigen eine große Bedeutung zu. Im Folgenden möchte ich diesen Aspekt genauer beleuchten.

7.4. Betreuung und Kommunikation mit Angehörigen

Zur Sterbebegleitung eines Patienten gehört auch immer die Begleitung der Angehörigen. Sie sind, ebenso wie der Patient selbst, Betroffene dieser Situation (vgl. Heesch 2008, 276; Luley 2008, 17). Angehörige sind enorm wichtig für den Patienten, sie sind meist die größten Vertrauten und geben dem Sterbenden Nähe und Orientierung, was das Wohlbefinden steigern kann. Die meisten Angehörigen sind mit der Nachricht des nahen Todes ihres Familienmitglieds überfordert. Häufig ist es der erste Kontakt mit solch einer Situation und die Reaktionen darauf können sehr unterschiedlich sein (vgl. Bausewein 2005, 426). Negative Verhaltensweisen oder Vorwürfe dem betreuenden Team gegenüber sollten nicht wertend oder persönlich genommen werden. Auch wenn dies schwer fällt, ist immer wieder zu bedenken, dass sich die Familie in einer emotionalen Ausnahmesituation befindet. Laut Burholt ist es ein Bedürfnis von Angehörigen, auf Intensivstationen Informationen zu erhalten, also ehrliche und verständliche Aussagen (vgl. Burholt 2010, 200). Dieses Gespräch sollte in möglichst ruhiger Atmosphäre geführt werden, also nicht auf dem Stationsflur oder im Zimmer des Sterbenden. Eine schlechte Nachricht bleibt immer eine schlechte Nachricht, sie sollte aber trotz allem empfindsam und sensibel überbracht werden.

Auch wenn nicht immer ausreichend Zeit zur Verfügung steht, ist es wichtig, sie sich für solche Gespräche zu nehmen, um den Angehörigen zuhören zu können und sie zu ermutigen, Fragen zu stellen (vgl. Karg 2008, 177). Der Wunsch nach umfassender Information ist häufig begleitet von der Angst vor der Wahrheit. Allerdings muss gegenüber den Angehörigen klar geäußert werden, dass der Patient stirbt, denn nur so können sie wirklich Abschied nehmen (vgl. Flender 2007, 7; Heesch 2008, 276). Auch das Bedürfnis der Angehörigen nach der Zusicherung, dass der Patient pflegerisch und medizinisch gut versorgt ist, sollte ernst genommen werden (vgl. Burholt 2010, 198). Allerdings ist hier der Familie zu vermitteln, dass es sich nun um Linderung von Leiden und nicht mehr um das Ziel der Lebensverlängerung dreht (vgl. Flender 2007, 7; Heesch 2008, 276).

Ein weiteres Bedürfnis der Angehörigen ist die Nähe zu dem Kranken. Viele möchten gerne in die Pflege einbezogen werden und sind froh, wenn sie ihrer Zuneigung Ausdruck verleihen und etwas für den nahestehenden Menschen tun können. Dabei ist das Gefühl, willkommen zu sein von großer Bedeutung. Wichtig hierfür ist eine angemessene und flexibel gestaltete Besuchszeitenregelung (vgl. Burholt 2010, 201). Freundliche Begrüßung, das Signalisieren von Gesprächsbereitschaft sowie verständlich formulierte Informationen können Besuche fördern. Auch ist auf ausreichend Sitzgelegenheit im Zimmer zu achten (vgl. Luley 2008, 26 f). Möglicherweise auftretende Veränderungen in der Krankheitssituation des Sterbenden, zum Beispiel das Auftreten von rasselnden Atemgeräuschen, sollte immer wieder angesprochen und erklärt werden, um Unsicherheiten und Ängste zu reduzieren (vgl. Bausewein 2005, 426). Je nach dem, wie lange sich der Patient bereits auf der Intensivstation befindet, kann es den Angehörigen helfen, wenn zum Beispiel die Monitoranlage, die im Körper des Sterbenden befindlichen Katheter und Drainagen oder aufkommende akustische Alarme erläutert werden (vgl. Luley 2008, 28).

Die Begleitung eines sterbenden Familienmitglieds ist für die Angehörigen eine schlimme und belastende Zeit. Dies sollte stets anerkannt und die Wichtigkeit ihrer Anwesenheit deutlich geäußert werden. Dabei ist es auch Aufgabe der Pflegenden,

Überforderungen der Angehörigen zu erkennen und die Notwendigkeit von Ruhepausen anzusprechen (vgl. ebd., 426; Heesch 2008, 276). Oft reden Angehörige über frühere Zeiten, die sie mit dem ablebenden Menschen verbracht haben und über Sorgen, welche sie in Bezug auf die Zukunft beschäftigen. Hier sollten Pflegende die Bereitschaft zum aktiven Zuhören signalisieren[3]. Aber auch Alltagsgespräche über das Wetter oder die Arbeit sind wichtig und hilfreich, um sich abzulenken von der ständigen Beschäftigung mit der Situation des Sterbens und dem Tod.
Es hilft den Angehörigen, zu wissen, dass auch, wenn der Patient nicht mehr wach ist und auf Ansprache nicht reagiert, er immer noch hören kann, da das Gehör wohl als letztes Sinnesorgan seine Funktion verliert.

> „ Die letzten Tage und Stunden bleiben für Angehörige am stärksten im Gedächtnis verhaftet. Deshalb muss alles getan werden, dass der Sterbende in Würde und möglichst symptomfrei sterben kann“ (Bausewein 2005, 426).

Neben der Kommunikation mit den Angehörigen möchte ich auch auf die Kommunikation mit dem sterbenden selbst eingehen, da auch hier von Seiten des betreuenden Teams oft erhebliche Unsicherheiten bestehen.

7.5. Die Kommunikation mit Sterbenden

Auch im Kontakt mit dem Sterbenden sollte von Seiten der Pflegenden stets Gesprächsbereitschaft signalisiert werden. Bei den Gesprächen sollte allerdings der Patient bestimmen dürfen, um was es inhaltlich geht und wann und mit wem er überhaupt sprechen möchte. Häufig sind es spirituelle Fragen, Fragen über den Sinn des Lebens oder das Sterben, über die sich Todkranke Gedanken machen. Es ist meist nicht wichtig, als Pflegeperson Antworten zu geben, vielmehr geht es um die Bereitschaft zuzuhören (vgl. Kostrzewa 2009, 79).
Da Sterbende auf der Intensivstation häufig in ihrem Bewusstsein und ihrer Kommunikationsfähigkeit stark eingeschränkt sind, kommt vor allem der

---

[3] Das ‚aktive Zuhören', welches eine Grundlage für eine gute Kommunikation ist, habe ich bereits in Kapitel 7.3. erörtert.

nonverbalen Kommunikation große Bedeutung zu. Durch ein Lächeln, beschleunigte Atmung, Stöhnen, einen veränderten Muskeltonus oder einen entspannten Gesichtsausdruck kann sich der Patient auch ohne Sprache mitteilen. Es ist an den Pflegenden, diese Äußerungen zu erkennen (vgl. Kränzle 2010, 105).
Über Berührungen und körperlichen Kontakt kann vieles ausgedrückt werden. Im pflegerischen Alltag gehören Berührungen zur Routine und es besteht die Gefahr, dass ein Patient öfter berührt wird, als ihm lieb ist. Körperliche Nähe ist etwas sehr persönliches und sollte daher verantwortungsvoll und sorgsam eingesetzt werden. Durch Beobachtung des Patienten und das Erkennen von Signalen ist festzustellen, ob ihm Berührungen angenehm sind oder missfallen (vgl. ebd., 106). Um Heesch zu zitieren, bedarf es dazu „einer hohen Sensibilität und des im Intensivalltag so vollkommen ungewohnte Sich-Zeit-Lassens [...]" (Heesch 2008, 275). Die meisten Berührungen, die sich im Laufe des Tages ereignen, sind zweckgebunden und werden daher schnell durchgeführt. Um Kommunikation zwischen der Pflegeperson und dem Sterbenden entstehen zu lassen, muss eine Berührung jedoch ruhig, flächig und beständig durchgeführt werden. Punktuelle, streifende, oberflächige Berührungen und hektische Bewegungen sollten vermieden werden, um eine Berührung zu einer positiven und einfühlenden Kontaktaufnahme werden zu lassen (vgl. Kostrzewa 2009, 91).

8. Abschließende Gedanken

Auf der Intensivstation ist das primäre Ziel, ‚Leben zu retten'. Dies geschieht mit hohem personellem Einsatz und modernster Technik. Durch die Möglichkeiten der modernen Medizin ist es möglich, das Eintreten des Sterbeprozesses lange Zeit hinaus zu zögern und möglicherweise in dieser Situation sogar abzuwenden. Doch nicht immer ist der ‚Kampf' gegen den Tod erfolgreich. Wenn das Sterben unausweichlich wird, kommen im behandelndem Team immer wieder Gefühle des Versagens auf. Wir müssen uns unserer beruflichen Aufgabe bewusst werden und erkennen und akzeptieren, dass die Begleitung Sterbender ebenso wie die auf Heilung ausgerichtete Therapie zu unserem Aufgabenfeld gehört. Denn ohne die Akzeptanz der Tatsache, dass das Sterben und der Tod zu jedem Leben gehört, und letztlich unabwendbar sind, ist keine gute und ehrliche Sterbebegleitung möglich.

Neben all dem professionellen Umgang, den zahlreichen Möglichkeiten zur Symptomkontrolle und Hilfen zur Gesprächsführung, ist es wichtig, die eigene Persönlichkeit nicht zu vergessen, denn Herzlichkeit, Wärme und Humor sind ebenso wichtig in der Begleitung von Sterbenden und deren Angehörigen.
Diejenigen, welche Menschen in der letzten Lebensphase auf der Intensivstation begleiten, sollten sich der Wichtigkeit ihrer Aufgabe bewusst sein und dem sterbenden Patienten so viel Aufmerksamkeit und Zuwendung schenken, wie allen anderen Patienten, die schwerkrank sind, deren Ziel jedoch die Genesung ist.
Das Sterben darf weder verzögert noch beschleunigt werden, unnötige Interventionen sind zu unterlassen und Maßnahmen zur Therapiebegrenzung durchzuführen, sofern diese angezeigt sind. Ausgewählte Anwendungen zur Linderung belastender Symptome, die Aufrechterhaltung der Kommunikation mit dem Patienten und die Einbeziehung und Unterstützung der Angehörigen sind Grundprinzipien in der Begleitung von Sterbenden. Außerdem sind der Wille und die Würde des ablebenden Menschen bis zuletzt zu achten.

Den Weg vom Leben in den Tod muss jeder alleine gehen. Wir, als begleitendes Team auf der Intensivstation, haben jedoch die Möglichkeit und die Pflicht, dem Menschen seinen letzten Lebensweg, das Sterben, so angenehm wie möglich zu gestalten.

Literaturverzeichnis

Bausewein, C. (2005): Symptome in der Terminalphase. In: Der Onkologe, Springer Medizin Verlag, Heidelberg, Jg. 11, Heft 4, S. 420-426

Binsack, Th. (2001): Dyspnoe in der Terminalphase. Springer Medizin Verlag, Heidelberg, Jg. 15, Heft 5, S. 370-373

Burholt, V. (2010): Angehörige auf der Intensivstation – welche Bedürfnisse haben sie? In: Intensiv, Georg Thieme Verlag, Stuttgart, 18. Jg., Heft 4, S. 198-203

Clemens, K. E.; **Klaschik,** E. (2006): Symptomatische Therapie in der Finalphase. Menschliche Zuwendung ist wichtiger denn je. In: Im Focus Onkologie, Springer Medizin Verlag, Heidelberg, Ausgabe 7-8, S. 61-64

Deutscher Hospiz- und PalliativVerband e. V. http://www.dhpv.de/service_zahlen-fakten.html 01.07.2011

Deutsch, J.; **Zdrahal,** F. (2006): Atemnot in der letzten Lebensphase. In: Wiener Medizinische Wochenschrift, Jg. 156, Heft 9-10, S. 241-244

Eychmüller, S. (2001): Flüssigkeitssubstitution in der Terminalphase – eine kontroverse Diskussion. In: Der Schmerz, Springer Medizin Verlag, Heidelberg, Jg. 15, Heft 5, S. 357-361

Fangerau, H.; u. a. (2003): Der Wille des Patienten: Das Dilemma der ungenutzten Möglichkeiten. In: Intensivmedizin und Notfallmedizin, Springer Medizin Verlag, Heidelberg, Band 40, Heft 6, S. 499-505

Flender, H.-J. (2007): End-of-life-care auf der Intensivstation. In: Die Hospiz-Zeitschrift, Der Hospiz Verlag, Wuppertal, 9. Jg., Ausgabe 31, S. 4-8

Fricke, R. (2008): Palliativpflege auf der Intensivstation – ein Widerspruch? In: Heilberufe, Springer Medizin Verlag, Heidelberg, Ausgabe 3, S. 10-12

Giesen, H.-J. von; **Schütze,** M (2005): Intensivmedizinische Versorgung von Patienten mit Erkrankungen des Nervensystems. In: Ullrich, L.; u. a. (Hrsg.), Intensivpflege und Anästhesie, Georg Thieme Verlag, Stuttgart

Grafinger, A. (2008): Terminale Atemnot – Opioide wirksamer als Sauerstoff. In: Focus Neurogeriatrie, Springer Medizin Verlag, Heidelberg, Band 2, Heft 2, S. 22

Heesch, E. (2008): Sterbebegleitung auf der Intensivstation. In: Intensiv, Georg Thieme Verlag, Stuttgart, 16. Jg., Heft 5, S. 274-277

Hermann, U.; **Götze,** L. (1999): Die deutsche Rechtschreibung. Bertelsmann Lexikon Verlag, Gütersloh, München

Holtmann, M. H.; u. a. (2009): Gastroenterologische Symptomkontrolle in der Palliativmedizin (Teil 1). In: Der Gastroenterologe, Springer Medizin Verlag, Heidelberg, Jg. 4, Heft 1, S. 64-73

Hoppe, J.-D.; **Wiesing,** U. (2010): Empfehlungen der Bundesärztekammer und der Zentralen Ethikkommission bei der Bundesärztekammer zum Umgang mit Vorsorgevollmacht und Patientenverfügung in der ärztlichen Praxis. In: Deutsches Ärzteblatt, Deutscher Ärzte-Verlag, Köln, Jg. 107, Heft 18, S. A877-A882

Hoppe, J.-D. (2011): Grundsätze der Bundesärztekammer zur ärztlichen Sterbebegleitung. In: Deutsches Ärzteblatt, Deutscher Ärzte-Verlag, Köln, Jg. 108, Heft 7, S. A346-A348

Junginger, T. (2008): Therapiebegrenzung und Therapieabbruch in der Intensivmedizin. In: Junginger, T.; u. a. (Hrsg.), Grenzsituationen in der Intensivmedizin. Entscheidungsgrundlagen. Springer Medizin Verlag, Berlin, Heidelberg, S. 165-180

Karg, O.; **Geiseler,** J. (2008): Umgang mit Therapiereduktion/-abbruch. Palliativkonzepte in der Intensivmedizin. In: Der Pneumologe, Springer Medizin Verlag, Heidelberg, Jg. 5, Heft 3, S. 175-179

Knipping, C. (2006): Umfassende Pflege und Betreuung Schwerkranker und Sterbender am Beispiel ausgewählter Symptome und Interventionen. In: Bundesgesundheitsblatt – Gesundheitsforschung – Gesundheitsschutz, Springer Medizin Verlag, Heidelberg, Jg. 49, Heft 11, S. 1104-1112

Kostrzewa, S.; **Kutzner,** M. (2009): Was wir noch tun können! Basale Stimulation in der Sterbebegleitung. 4. Aufl., Verlag Hans Huber, Bern

Körner, U. (2008): Die perkutane endoskopische Gastrostomie (PEG) – ist der Verzicht vertretbar? In: Junginger T.; u. a. (Hrsg.), Grenzsituationen in der Intensivmedizin. Entscheidungsgrundlagen. Springer Medizin Verlag, Heidelberg

Kränzle, S.; **May,** A. (2010): Wenn nichts mehr zu machen ist – Der Beginn der Therapie ist der Anfang von Palliative Care. In: Kränzle, S.; Schmid, U.; Seeger, C. (Hrsg.), Palliative Care. Handbuch für Pflege und Begleitung. 3. Aufl., Springer Medizin Verlag, Berlin, Heidelberg

Kränzle, S.; u. a. (2010): Palliative Care. Handbuch für Pflege und Begleitung. 3. Aufl., Springer Medizin Verlag, Heidelberg

Kulbe, A. (2010): Sterbebegleitung. Hilfen zur Pflege Sterbender. 2. Aufl., Urban & Fischer Verlag, München

Luley, F. (2008): Kommunikationshilfen für Angehörige von Sterbenden und für Pflegekräfte auf Intensivstationen. Kommunikationskrisen in Grenzsituationen bewältigen. Reinhold Kolb Verlag, Mannheim

Luley, F. (2001): Humanes Sterben innerhalb und außerhalb der Intensivstationen. Brigitte Kunz Verlag, Hagen

Madea, B.; **Rothschild,** M. (2010): Ärztliche Leichenschau. Feststellung der Todesursache und Qualifikation der Todesart. In: Deutsches Ärzteblatt, Deutscher Ärzte-Verlag, Köln, Jg. 107, Heft 33, S. 575-586

Marckmann, G. (2010): Ethische Entscheidungen am Lebensende. In: Palliative Care. Handbuch für Pflege und Begleitung. 3. Aufl., Springer Medizin Verlag, Berlin, Heidelberg, S. 91-99

Menche, N.; u. a. (2001): Pflege heute. Lehrbuch und Atlas für Pflegeberufe. 2. Aufl., Urban & Fischer, München, Jena

Nauck, P.; **Bartoszek,** G. (2008): Basale Stimulation. Neue Wege in der Pflege Schwerstkranker. 5. Aufl., Urban & Fischer Verlag, München

Prönneke, R. (2008): Sterbekultur im Krankenhaus. Ein würdevoller Abschied. In: Deutsches Ärzteblatt, Deutscher Ärzte-Verlag, Köln, Jg. 105, Heft 48, S. A2574-2575

Pschyrembel Klinisches Lexikon. (2001) 259. Aufl., Walter de Gruyter, Berlin

Rothärmel, S.; u. a. (2007): Ethische und rechtliche Gesichtspunkte. In: Aktuelle Ernährungsmedizin, Georg Thieme Verlag, Stuttgart, 32. Jg., Heft S1, S. S69-S71

Salomon, F. (2006): Leben erhalten und Sterben ermöglichen. Entscheidungskonflikte in der Intensivmedizin. In: Der Anästhesist, Springer Medizin Verlag, Heidelberg, Jg. 55, Heft 1, S. 64-69

Scheffold, N.; u. a. (2010): Konzept zur Therapiebegrenzung in der Intensivmedizin. In: Intensivmedizin und Notfallmedizin, Springer Medizin Verlag, Berlin, Heidelberg, Jg. 47, Heft 2, S. 124-129

Scheffold, N.; u. a. (2008): Empfehlung zum „Verzicht auf Wiederbelebung". In: Medizinische Klinik, Springer Medizin Verlag, Berlin, Heidelberg, Jg. 103, Heft 1, S. 43-46

Schmidt-Holos, M. (2006): Der Tod – persona non grata auf der Intensivstation. In: Intensiv, Georg Thieme Verlag, Stuttgart, 14. Jg., Heft 6, S. 276-278

Schmid, U.; **Kränzle,** S. (2010): Symptomlinderung. In: Kränzle S.; u. a. (Hrsg.), Palliative Care. Handbuch für Pflege und Begleitung, 3. Aufl., Springer Medizin Verlag, Heidelberg

Schmid, U.; u. a. (2010): Grundlagen und Besonderheiten der palliativen Pflege. In: Kränzle, S.; u. a. (Hrsg.), Palliative Care. Handbuch für Pflege und Begleitung. 3. Aufl., Springer Medizin Verlag, Heidelberg

Schmucker, P. (2007): Sterben auf der Intensivstation – Wie gehen wir damit um? In: Schleswig-Holsteinisches Ärzteblatt, Quintessenz Verlags-GmbH, Berlin, 60. Jg., Heft 9, S. 60-66

Schneider, V. (2002): Leichenschau. In: Der Internist, Springer Medizin Verlag, Heidelberg, Jg. 43, Heft 12, S. 1575-1586

Schönhofer, B.; u. a. (2006): Ethische Betrachtungen zur Beatmungsmedizin unter besonderer Berücksichtigung des Lebensendes. In: Pneumologie, Georg Thieme Verlag, Stuttgart, 60. Jg., Heft 7, S. 408-416

Seeger, C (2010a): Biographisches Arbeiten in der Sterbebegleitung – Jedes Leben hinterlässt Spuren. In: Kränzle, S.; u. a. (Hrsg.), Palliative Care. Handbuch für Pflege und Begleitung. 3. Aufl., Springer Medizin Verlag, Heidelberg

Seeger, C. (2010b): Leitlinien von Palliative Care. In: Kränzle, S.; u. a. (Hrsg.), Palliative Care. Handbuch für Pflege und Begleitung. 3. Aufl., Springer Medizin Verlag, Heidelberg

Simon, S. T.; u. a. (2011): Symptomatische Behandlung von Schmerzen und Atemnot. In: Der Internist, Springer Medizin Verlag, Heidelberg, Jg. 52, Heft 1, S. 28-35

Specht-Tomann, M.; **Tropper,** D. (2007): Hilfreiche Gespräche und heilsame Berührungen im Pflegealltag. 3. Aufl., Springer Medizin Verlag, Heidelberg

Specht-Tomann, M.; **Tropper,** D. (2010): Bis zuletzt an deiner Seite. Begleitung und Pflege schwerkranker und sterbender Menschen. 2. Aufl., mvg Verlag, München

Steffen-Bürgi, B. (2009): Ein ‚Gutes Sterben' und ein ‚Guter Tod': Zum Verständnis des Sterbeideals und seiner Bedeutung für Hospiz und Palliative Care. In: Pflege, Verlag Hans Huber, Bern, Jg. 22, Heft 5, S. 371-378

Stolz, K. (2010): Vorsorgende Verfügungen. In: Kränzle, S.; u. a. (Hrsg.), Palliative Care. Handbuch für Pflege und Begleitung. 3. Aufl., Springer Medizin Verlag, Heidelberg

Tausch, S.; u. a. (2011): Kommunikation mit Intensivpatienten – (K)ein Problem!? In: Intensiv, Georg Thieme Verlag, Stuttgart, 19. Jg., Heft 2, S. 86-92

Thönnes,M.; **Jakoby,** N.R. (2011): Wo sterben Menschen? Zur Frage des Sterbens in Institutionen. 22.04.2011, http://www.springerlink.com/content/?k=wo+sterben+menschen, 24.07.2011

Valentin, A. (2010): Palliativmedizin. Eine Komponente der Intensiv- und Notfallmedizin. In: Intensivmedizin und Notfallmedizin, Springer Medizin Verlag, Heidelberg, Jg. 47, Heft 1, S. 29-34

Weber, E.; **Sulejmanpasic,** M. (2010): Nicht medikamentöse Schmerztherapie. In: Intensiv, Georg Thieme Verlag, Stuttgart, 18. Jg., Heft 4, S. 183-185

Weßling, K. (2006): ...nach bestem Wissen und Gewissen? Ethik in der Intensivpflege. In: Intensiv, Georg Thieme Verlag, Stuttgart, 14. Jg., Heft 3, S. 112-122

Zens, M. (2011): Der Einsatz von Morphium. Zwischen Pflicht und Strafe. In: Deutsches Ärzteblatt, Deutscher Ärzte-Verlag, Köln, Jg. 108, Heft 12, S. A641-A643

§1901 BGB, Bundesministerium der Justiz, http://www.gesetze-im-internet.de/bgb/_1901a.html, 22.06.2011

§1904 BGB, Bundesministerium der Justiz, http://www.gesetze-im-internet.de/bgb/_1904.html, 22.06.2011

§223 StGB. Bundesministerium der Justiz, http://www.gesetze-im-internet.de/stgb/_223.html, 22.06.2011

§228 StGB, Bundesministerium der Justiz, http://www.gesetze-im-internet.de/stgb/_228.html, 22.06.2011

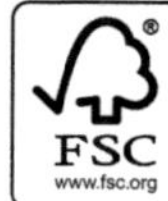

MIX
Papier aus verantwortungsvollen Quellen
Paper from responsible sources
FSC® C105338

Printed by Books on Demand GmbH, Norderstedt / Germany